夜、お腹をもむといいことが起こりだす

心と体を浄化する氣内臓《チネイザン》マッサージ

チネイザンセラピスト
Yuki

草思社

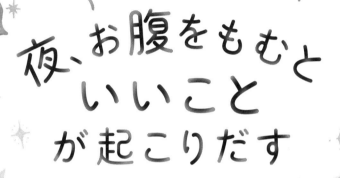

プロローグ　「お腹は人生を映し出す鏡」

みなさん、こんにちは！　私は「チネイザン（氣内臓）」という一風変わった内臓デトックスマッサージを日本中にお伝えする活動をしています。活動開始以来12年、かれこれ1万人以上のお腹をもんできて、お腹はまさに、その人の性格、人生、そして運勢そのものを映し出す鏡であると実感しています。

かくいう私ですが、長年患っていた便秘症、無排卵無月経、胃腸虚弱、おまけに超のつくネガティブ思考の持ち主、自己否定感のかたまり、暴飲暴食者……と自分でも情けなくなるほどの心身ともに不調のデパートでした。そんなある日のこと、「チネイザン」という不思議な言葉に出会い、タイのチェンマイに修行に行ってチネイザンマッサージを指導者から受けたときの驚きはすごく、それ以来、お腹をもむこと数年で、段々とやわらかくなって、少しずつありのままの自分を受け入れられるようになり、人生が激変していきました。

あれだけ恋愛運のなかった私が、パートナーに出会い、半年で結婚。その後、無排卵無月経だった私がまさかの自然妊娠そして出産、と、チネイザンは私の人生を思い切りドラマチックに変えてくれました。

今では、そのチネイザンを活かし、日本中にいる「THE不幸なお腹」を「幸腹」に変えていく活動を、日本中のお弟子さんたちと一緒に行っています。

そして、実はこのように、あれだけ不幸体質だった私が劇的に変われたのには、もうひとつ、チネイザンとの出会いがきっかけで始めた夜のある習慣が関係しています。もし、この習慣を実践していなかったらパートナーとの出会いも、妊娠出産も、そして今の仕事の充実も、なかったことでしょう。チネイザンに出会い、私をここまで変えた夜のある習慣とは⁉

それは、すすかぶりの少女が一晩でドレスをまとってプリンセスに変身したシンデレラのような、そんな驚きのパワーを持つ習慣であり、誰にでも簡単にでき、かつ続けられる習慣でもあります。

この本を手に取っていただいた方々のお腹がどうぞ幸腹になりますように、ページをめくりながらお腹に触れていただけたら、そんな想いで書きました！

夜、お腹をもむといいことが起こりだす

心と体を浄化する氣内臓《チネイザン》マッサージ

目次

プロローグ「お腹は人生を映し出す鏡」 3

1
お腹は引き寄せの磁石
お腹がかたいとなぜ運気が悪くなる？ 14
体の内側の氣が外側の氣を司る 15

2
なぜお腹はかたくなる？
がまんしすぎは体に毒 18
チネイザンとは何か 19

「感情」が心身の不調を招く　22
陰陽五行思想が今も息づく現代社会　24
子宮卵巣に蓄積する独特な感情とは　26
お腹と感情の関係図　29

3

すべては感情分布図を知ることから始まる

内臓に溜まった感情が氣の詰まりを起こす　36
あなたが消化できないのはどんな感情ですか　38

4
お腹と潜在意識はつながっている
——私を変えてくれた夜の習慣
どんどん若返る秘密 44
なぜ夜に行うと効果が出やすいのか 47

5
お腹をあたため、やわらかくする
お風呂チネイザン
人生の質を決める「最高のお風呂タイム」 52
日本人はお風呂に入ることが大事 54
お風呂の入り方 55
お風呂の中でチネイザンマッサージ 56

体が変わる、温泉や銭湯などで行うスペシャルバージョン 61
温泉チネイザン 62
お風呂の後も自分をいたわる超重要時間 68
3分でOK！ やせるオイルマッサージ 71
ふっくら美肌をつくる夜のオイルケア 74

6

お腹の声を聴く、夜の食事法
――やせてキレイになれるレシピ

内臓が欲する食事 78
ネガティブな気持ちを癒やす食べ物たち 79

7

ネガティブな感情はその日のうちにデトックス！
——夜、寝る前のセルフチネイザン

夜、お腹をもむとぐっすり眠れる 88

夜、寝る前のセルフチネイザン 89

感情をリセットするセルフチネイザン 92

8

疲れ切っているときの夜のスペシャルチネイザン

疲れ度セルフチェック 100

休日の夜におすすめのひまし油セルフケア 106
ひまし油チネイザン 108
ぐっすり眠れる、自分をゆるめる呼吸法 112
頑張った自分へ肋骨ほぐしの呼吸法 112

9 夜、寝る前の自分への言葉がけ

お腹に手を当て、自分を安心させて眠りにつく 118
幸せの周波数に包まれて 119
エピローグ 朝の過ごし方 122

1

お腹は引き寄せの磁石

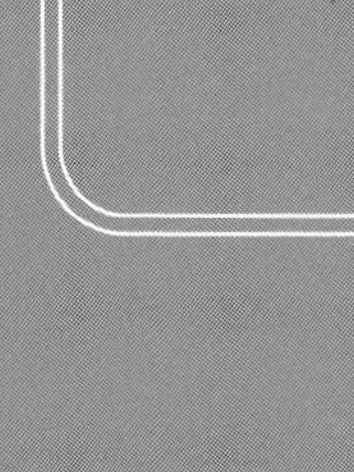

お腹がかたいとなぜ運気が悪くなる？

「お腹がかたいと運気が悪くなる」

こんな話、聞いたことありますか？　にわかには信じがたいかもしれませんが、これは紛れもない真実です。現に、私自身、長年の便秘体質でした。そして便秘しているときはお腹もかたくてパンパン。いつもスッキリせず、気分も落ち込みがちになり、なぜか自分を責めてしまうこともありました。そんなときはもちろん、お腹だけではなく体も重く感じられ、そのせいで、自分がいつも太っていると感じていました。

でも、その逆に快便のときは朝から心も体もスッキリして、心なしかやせた気もする。そんな日々を送っていました。みなさんにもこんな経験ありませんか？

東洋医学では、お腹（正確には、内臓）には私たちの心と身体の両方を動かしてくれている生命エネルギーである「氣（本書では気のことを氣と統一して表記します）」が詰まっていると考えられています。七福神で有名な恵比寿さんや布袋さんは、とてもふくよかでお腹に多くの幸運を持っているイメージが思い浮かぶと思います。

そして、子どものようにお腹が温かくてふわふわな状態は氣の巡りがとても良く、とても充実した状態です。反対に、お腹が冷たくてカチコチな状態は氣の巡りがとても悪く、不調が続いている状態であると、長年にわたり1万人以上のお腹を施術してきた経験から実感しています。

とくに不調を抱えている部位が冷たくてカチコチなのは、そこに流れる血流が悪く、氣の流れそのものも停滞しているサインでしょう。また、今までうつ病や不眠症などいくつもの神経性の症状でお悩みの方々のお腹に触れる機会がありましたが、たいていお腹は冷えていて、とてもかたく、見た目の血色も悪く、氣の巡りがとても悪い状態にあることが多かったのです。具体的な病気を発症していないまでも、大人になると、色々なことが原因でお腹はすぐにかたくなってしまうのです。

体の内側の氣が外側の氣を司る

東洋医学や中国伝統の風水では、体の内側の氣が外側の氣を司ると考えられています。

これはすなわち、お腹の中の氣の状態が良いときは、外部環境の氣、つまり運気もとても良い状態であり、その逆も真なり、ということです。

私のところに来る生徒さんの中には、自分のお腹に触れて初めて、かたいことに気づき、なんとかしたいと思って駆け込んだ、という方が多くいます。そして、チネイザンの施術を受ける前、すなわち、お腹がかたいときは気分もあまり上がらず、なぜか自分を責めたりして、悪い事ばかり起きていたと言います。

でもお腹をもんで少しずつお腹の状態が変わってきたら、不思議と体調も良くなり、人間関係も向上し、とても幸せな日々を送れるようになったという、うれしい報告をたくさんもらいます。

もし今、仕事が嫌だな、家庭が嫌だな、友人関係が嫌だな、などと外部環境が自分に合わないと感じるときは、お腹に触れてみてください。もしカチコチでかたいならば、お腹がバロメーターとして働いてくれていて、自分に合わないんだと教えてくれている、そうとらえることもできます。体の発する小さなサインを見逃さないことが大切です。

2

なぜお腹はかたくなる？

がまんしすぎは体に毒

それでは、お腹がかたくなる原因について考えてみましょう。

それはあなたがとても「良い子ちゃん」だからなのです。

この答え、びっくりしますよね。どういうことかというと、自分ががまんをすればいいと思い、言いたいことがあるのに言えない、周りに合わせないといけない、と自分の感情や意見があるのに、それをずっと抑え込んだいわゆる「良い子ちゃん的な生き方」をしている人が、典型的なお腹のかたくなる人で、日本人女性は、とくにこういう性格を持った方が多いのではないかと思います。

チネイザンがベースとしている古代中国の陰陽五行の考えでは、溜め込んだ感情や意見が出口を見つけられないと、知らず知らずのうちにお腹に溜め込まれていくとされています。

現に、私の講座に来る生徒さんたちの中にも、言いたいことがあるけれど、職場でも家庭でも人に言えず、友人にさえもうまく言えない方は、便秘体質に苦しみ、お腹周りのぽっこりに悩んでいる方がとても多く、40歳を超える頃には、それに加えて子宮や卵巣など婦人科系のトラブルも増えていくというのが現状です。

現代は、30歳以上の４人に１人は子宮筋腫持ち、といわれるほどですから、日本人の女性はがまんしすぎるあまり、ストレスを抱え込み、体まで不調となってしまう悪循環に陥りやすいといえるでしょう。

チネイザンとは何か

ここで少し、チネイザンの説明をさせていただきます。

チネイザンとは、正式には氣内臓療法《チネイザン》といい、古代道教（タオ）の老師たちに伝わる伝統療法です。チネイザンのベースにある考え方は、日々生まれる感情は、内臓が元気なときは、内臓で消化されるものの、感情が過多になったり、内臓が弱っているときは、消化されず、未消化の感情として内臓に蓄積し、それが不調の原因となる、というものです。

そのため、不老不死を目指していた老師たちは、感情の蓄積する腹部をマッサージして、氣の流れを整えることで不調を未病のうちに改善し、心身を整えていく気功療法のようなものを考え出し、受け継いでいきました。

それを現在の形にしたのは、謝明徳（マンタク・チャ）というタオの老師で、彼は今でも、本拠地であるタイのチェンマイをはじめヨーロッパなどでもチネイザンの普及のためのレクチャーをされています。

私は、２０１０年にタイのチェンマイでチネイザンマスターたちから手技を学びました。まず訪れたマッサージスクールで私は衝撃を受けました。施術台の上に仰向けになり、お腹を出すと、マスターがお腹を1時間ほどもんでくれます。その間、痛みを感じるところもありましたが、ここには怒りが、ここには不安が溜まっているよ、とひとつひとつ教えてくれて、同時に心の中まで透かして見られているような気持ちになりました。

施術が終わると鉛のように重たく、ふくらんでいたお腹は見違えるようにスッキリし、腸骨がはっきり見えて、まるでモデルさんのようなお腹に変わっていました。

内臓をあれだけもんでもらうことで血流が良くなったのか、お腹もスッキリそして心もスッキリ。これまでに体験したことのない感覚だったのです。こうして内臓からデトックスされて、とても調子が良くなった私は、チネイザンをずっと続けようと心に決めたのです。

ところが、日本に帰ってくると、当然のことながらチネイザンを施術してくれる人が見つかりません。ならば、自分でやるしかないと考え、その後も何度もチェンマイに足を運び、チネイザンの技法を学びながら、自分で自分のお腹をマッサージする「セルフチネイザン」を開発したり、日本でチネイザンの施術ができるセラピストを育成していきたいと一念発起し、当時住んでいたアパートで「たまよろ庵」（私のスクール兼サロン名）を開くなど、現在に至るまで、その活動を続けています。

私はまだ大学生だった20歳のときに、スペインに留学して以降、ヨーロッパをはじめ、アメリカ、中南米、アジア各国、色々な国を訪れ、さまざまな国の人たちと交流してきました。スペインでは仕事をしていたこともあります。そんな私がチネイザンを日本に持ち帰ってきて気づいたのは、日本人ほど、自分の感情を押し殺して、自分の意見を心の奥底にしまってしまう性格の持ち主は、世界を見まわしてもおらず、だからこれだけお腹がかたい人が多いのだ！ということでした。

そして私が活動を本格的にスタートしたのが２０１１年、時期を同じくして、その年に東日本大震災があり、非常に多くの方々が私の元を訪ねて来られ、不調を訴えられていたのを記憶しています。

そのときに実感したのです。日本人には日本人特有の性格や体質、そして感情の感じ方、メンタルの特徴などがあり、日本人に合うようなオリジナルのメソッドが必要だと。それで生まれたのが「Ｙｕｋｉ式チネイザン」です。

Ｙｕｋｉ式チネイザンは、とくに日本人特有の性格や性質、体質、今の日本の環境などに合わせて改良に改良を重ねて誕生しました。今もなお、コロナ禍などを経て、改良を続けているところです。

「感情」が心身の不調を招く

さて、話を感情の消化のメカニズムに戻しますね。このようにチネイザンでは、「消化しきれなかった＝外に出されなかった感情」が、身体のある部分に蓄積し、それが心身の不調を招いていると考えています。

そのある部分とはどこでしょうか？

答えは明白ですね。お腹、すなわち、内臓です。

緊張しているときに下痢したり、悩んでいるときに胃がもたれたり、落ち込んでいるときに便秘したり、と心と体はつながっているのです。

日本には古来より「心身一如」という言葉があります。心の状態がすなわち体に表れるという禅から来た言葉ですが、「病は氣から」ともいわれるように、「氣＝心の状態＝感情」が「身体」に表れるという古くからの言い伝えです。

それを、「心＝感情」そして「身体＝内臓」として表したのが、感情と内臓がつながっているという「チネイザン（氣内臓）」療法なのです。

それでは、どのような感情がどの内臓に溜まっていくのでしょうか。それを紐解いてくれるのが、陰陽五行説をベースに書かれた中医学の古典書「黄帝内経」の一説にある次の言葉です。

「怒傷肝」
「喜傷心」
「思傷脾」

「悲傷肺」
「恐傷腎」

これらは中国の古典に書かれている記述ですが、今の私たちにも参考になる考え方です。怒りは肝臓を傷めつけ、悲しみは肺を傷めてしまう。そのような意味合いとなります。この考え方を今からもう少しわかりやすくご紹介していきましょう。

ちなみに陰陽五行説とは今の中医学の元にもなっている考え方で、その中では肝臓を「肝」という抽象的な概念で呼んでいます。それは肝臓を含む肝というエネルギーが流れている働きそのものを指す考え方です。心臓は心、肺臓は肺、腎臓は腎、というように呼びます。脾は諸説ありますが、現代解剖学の膵臓の働きに近いとされ、陰陽五行では脾胃と呼んで消化器の働きを指しています。

陰陽五行思想が今も息づく現代社会

陰陽五行思想は今から2000年ほど前の中国の戦国時代に原型がつくられました。

日本には5～6世紀に伝わったとされていますが、その説は時代ごとに改良が加えられ、今の形になって生活のあちこちに息づいています。

ここでは、今の日本人、とりわけ女性が置かれている時代背景、環境、食生活、メンタルの持ち様、そしてコロナ禍を経て、変化し続けている私たちの感情や体質などを考慮した上で、陰陽五行説に現代版の解釈を加えて、翻訳したものをご紹介します。

私たちの身体は、今までの人類で経験したことのないほどの冷えやストレス、そして環境汚染に耐え抜かねばなりません。

もしかすると、太古の昔のほうが今より寒かったから体も冷えていたはず、と思われるかもしれません。でも冷えたものはあまり口にしませんでした。冷蔵庫や冷凍庫が開発されてまだ200年たらず、そして日本の家庭に普及したのが1930年代、今から90年ほど前になります。それまでは常温でできたもの、かつ火を入れるときは炭などの直火で調理して食べていました。もちろん、クーラーがこれほど普及し、1年中快適な気温で過ごせるのも人類の功績だと思いますが、夏場にクーラーの効いた寒い部屋でキンキンに冷えた飲み物を飲んだときの内臓は、どんな気持ちになるでしょうか。実は、夏場が最も、内臓が冷えてしまう季節なのです。冬場もしかり。温かい部屋でアイスクリームを食べるなんていうことも、実際には内臓にとても大きな負担を強いています。このように昔ではありえなかった環境の変化や、多重労働、昼夜逆転の生活、慢性的な睡眠不足は先進国の中でもとても大きな問題になっています。

家事も、仕事も、育児そして介護までも女性に多くの負担のかかるこの時代に、心がしんどい、でも、弱音を吐いてはいけない、自分だけ甘えてはいけない、がまんしなくては、と少しの痛みくらいと無理している方もとても多いのではないでしょうか。

本当に疲れたときに、お腹を触ってみてください。ゴムの塊のような冷たさやかたさを感じられることでしょう。とても不幸なお腹ですよね。

子宮卵巣に蓄積する独特な感情とは

私が今まで12年間、1万人以上のお腹に触れてきて痛感することは、日本の女性たちのお腹の冷たさです。また、とくに冷たくてかたいのは、40代から50代のプレ更年期、そして更年期まっさかりの女性たちだということです。

もちろん、便秘症の方のお腹もかたい傾向にあります。ただ、更年期の女性ほどの冷たさやかたさではありません。そして生理不順やPMS（月経前症候群）、子宮筋腫や内膜症などの婦人科系のトラブルをお持ちの方も更年期の方と同じくらいに冷たくかたいお腹の方が多いのです。

そして、共通するのが、やはりみなさん一様に「良い子ちゃん」というところです。とても性格が優しくて温和、人に合わせる性格の持ち主、でも自分のことをほめられると、これも一様に、全否定するのです。

「◎◎さんってお顔立ちが華やかでとても美人さんですよね」と言うと、「全然そんなことありません！　今まで一度も言われたことなんてありませんでした！」と、とにかくかたくなに首を振る方もいらっしゃいます。

日本人の自己肯定感の低さは先進国の中でも最低レベルという話を聞きますが、まさにその通りなのでしょうね。

「Do you like yourself?」（あなたは自分のことが好きですか？）

「Tell me your favorite point of yourself.」（自分のどこが好きですか？）

という質問があったとしましょう。あなたはどう答えますか？

この質問にさらっと100個以上答えられる方は、自己肯定感が高く、成功者が多いといわれています。反対に、10個で行き詰まってしまう方は、まだまだ自己肯定感が低く、自分のことを好きになれていない、そんな傾向がありますね。

みなさんも、自分の好きなところを100個以上スムーズに言えるように、日々ノートに書き出してみてください。友だちや家族と言い合いっ子するのもおすすめです。

私のところに来られる生徒さんで、子宮卵巣のトラブルを持っている方の大半が、自分のことがあまり好きではない、または自分をほめた経験があまりない、と答えます。ですから、「子宮卵巣」付近に溜まる感情は、「自己否定感」なのではないかと思います。

反対に自己肯定感の高い方は、とてもお腹が温かくやわらかい傾向にあるように思います。自己肯定感とお腹に関係があるとしたら、とても興味深いテーマだと思いませんか？

試しにみなさんも横になって、自分のお腹を触ってみてください。どんな気持ちになりますか?

お腹と感情の関係図

次のページに掲げる図（感情分布図）を見てください。Ｙｕｋｉ式チネイザンでは、お腹と感情の関係をこう読み解きます。

さらに次のページの「反射区」の図を見てください。お腹にも足裏と同じように「ツボ」のようなものがあり、それをお腹の反射区と呼んでいます。

お腹の反射区は、解剖学上の内臓の位置と必ずしも合致するものではありません。足裏のツボと同じように、そこを刺激すると関連する内臓の調子がよくなると考えられているものです。

この反射区に日本人独特の感情の溜まり方を加えたのが、感情分布図です。この図は消化しきれなかった感情がそれぞれの内臓に溜まっていくことを表しています。私がこの感情分布図を開発するまでには、実に10年ほどの時間がかかりました。

お腹の感情分布図

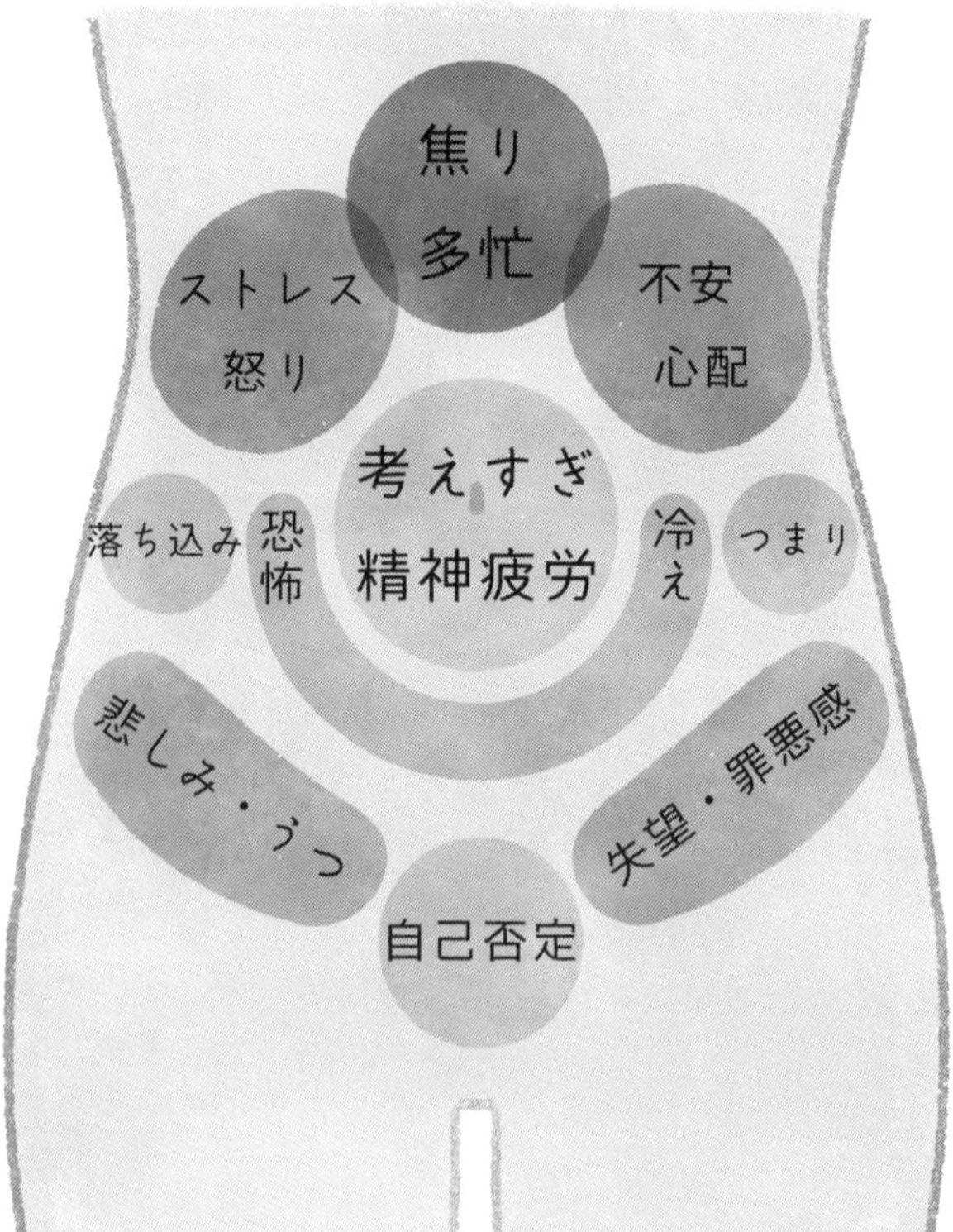

消化しきれなかった感情は、
それぞれの内臓に蓄積していきます。
なお、Yuki式チネイザンでは生殖器も感情が溜まる場所として
対応した感情を入れています。

お腹の反射区

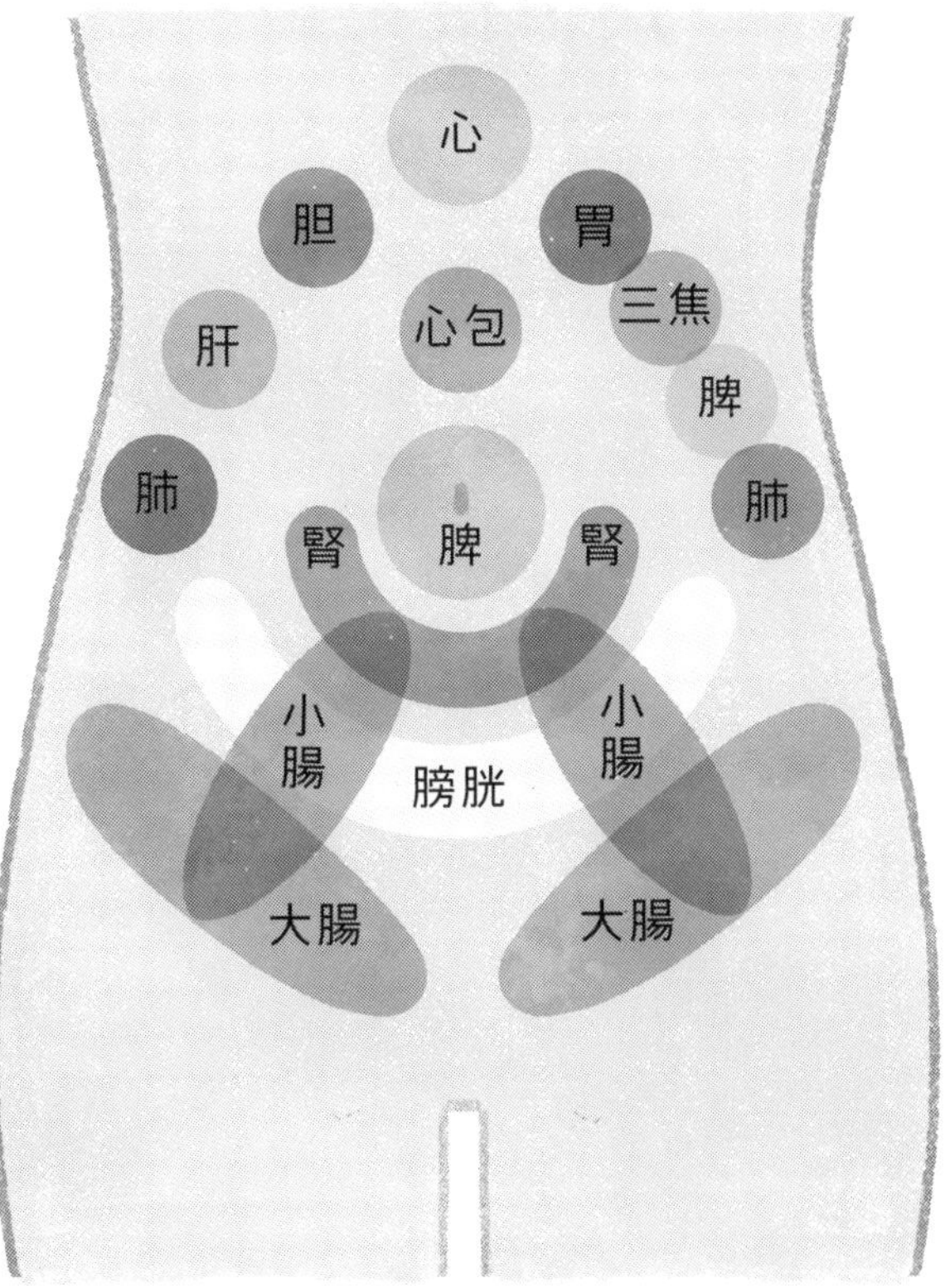

お腹には「反射区」と呼ばれる、
足裏にある「ツボ」のような場所があります。
ここを押せば、対応している内臓や器官に効果的に
刺激を与えることができます。

私が今まで1万人以上のお腹を見てきた中で、いくつかわかったことがあります。

1. まじめな人ほどお腹がかたくなる傾向がある
2. 半年以上同じ内容のストレスを抱えていると何かしらの症状が身体に表れる
3. 睡眠時間が短い人は心(みぞおち)の部位がとくにかたく、なかなかやせない
4. 子宮卵巣には自己否定的な感情が蓄積する
5. 自分のことを好きでない人のお腹はとても冷えていてかたい

前述した「心身一如」という言葉の通り、身をもって心を表現してくれているのだと痛感します。

お腹は、今の自分の有り様をすべて教えてくれている鏡なのです。

そして今、まさに現代女子の子宮が干からびようとしているのです。大袈裟に言っているわけではありません。

長引くコロナ禍による過緊張状態の長期化、長年にわたるストレス過多、生活習慣の悪化、睡眠不足、過重労働、オフィスや施設の冷えすぎ、食生活の悪化等々、数え上げればきりがありません。これらはすべて、心と身体を「過緊張状態＝かたくしてしまう」要因ばかりです。心も体もゆるめられる時間も場所も、なくなってしまっているのです。

この令和は私たちの心身にとって、まさに戦国時代といえるでしょう。

体がつねに「戦闘態勢＝緊張した状態」になっているので、家に帰ってもリラックスできず、寝ても緊張が抜けず、寝つきが悪い、不眠症などの症状を持つ方もとても増えています。そのため、日常的に身体を一気にゆるめるものが必要になります。その代表格が、「甘いモノ」や「お酒」「タバコ」などの身体をゆるめてくれる食べ物や嗜好品になります。これらのゆるめる力で閉じてしまった心身を開こうとするのが今の私たちの食生活の暴走なのです。

それでは、これらを止めるにはどうしたらいいのでしょうか？

答えは食べ物や嗜好品以外の方法で「ゆるめる」手段を持っておくこと。今の時代、ゆるキャラがとても人気なのも、私たちがそれを求めているからなのでしょうね。

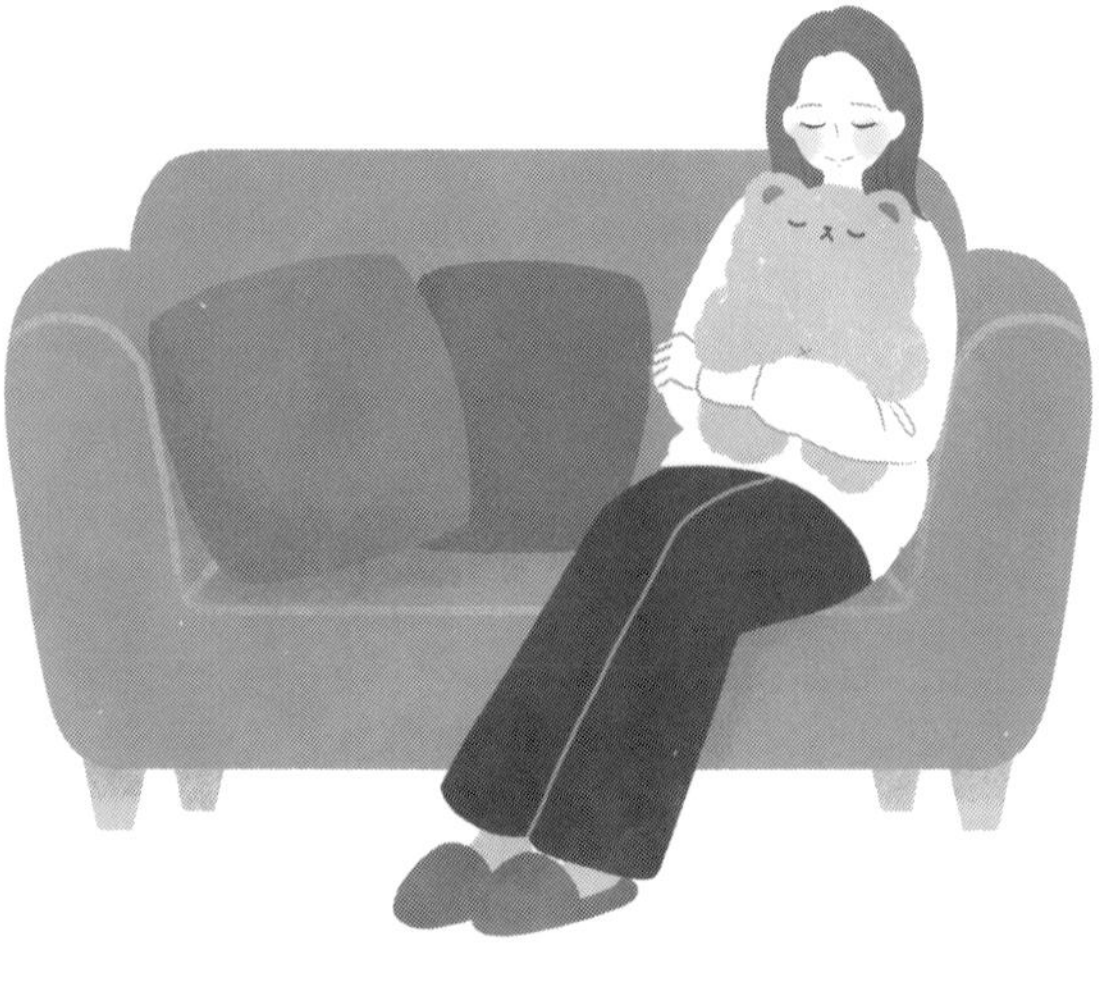

3

すべては感情分布図を知ることから始まる

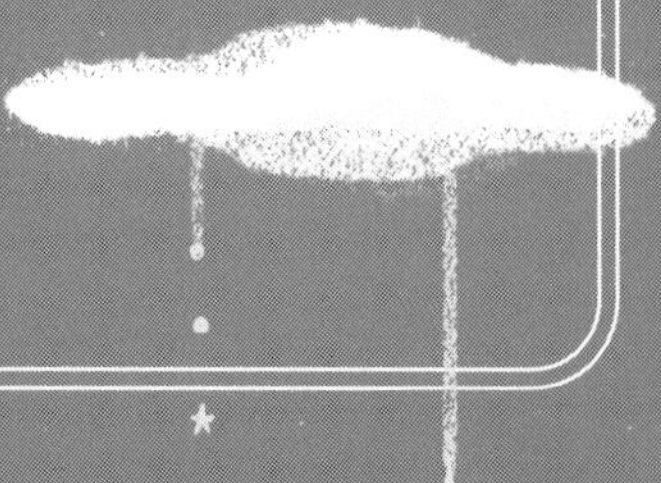

内臓に溜まった感情が氣の詰まりを起こす

さて、ここで心と身体がどのようにかたくなるのか、感情と内臓の関係についてもう少し詳しくご紹介していきましょう。

まず、チネイザンでは、感情も食べ物と同じ、内臓で消化されると考えられています。消化しきれなかった過多な感情が、その内臓で停滞し、氣の詰まりを起こし、それが内臓や諸機能の不調を起こしていくのです。もちろん停滞している部分はとてもかたく、触れると違和感を覚えます。

お腹に触れるとその人の感情がわかる。私はそうお伝えしていますが、お腹の感情を紐解くのに、中国伝承の「陰陽五行」の考え方の中に「内臓と感情の関係」という概念があるので、ここで簡単にご説明したいと思います。

なお、この複雑な感情については、元々の陰陽五行の思想をベースに、これまで実際に10年以上にわたりお腹を見て、触って、研究してきた私なりの解釈を加味し、現代人にも即応する感情も追加しています。それだけ、ストレスや感情の多様化がお腹には如実に反映されているのです。

肝臓や胆嚢には、怒り、イライラ、欲求不満、ストレス全般
心臓や小腸には、焦り、がまん、多忙感、そして完璧主義な性格
胃や膵臓には、不安、心配、悩み、くよくよ
肺や大腸には、悲しみ、失望感、孤独感、子どもの頃の自分
腎臓や膀胱には、生活に直結する不安感、恐怖感
子宮や卵巣には、自分を否定してしまう思い、自己肯定感の低さ、女性性（男性性）の否定

などが蓄積されていきます。

これらの感情は、気づかないふりをして抑圧したままだといつまでも内臓の中に蓄積し、やがて半年位経つと、今度は具体的な不調となって身体のどこかに表れてきます。

けれど自分でそれにきちんと気づいて、自分の感情を味わい尽くして、癒やしてあげると自然と消化していくという性質があります。

まさに、自分を知ることが自分を癒やす一番の近道なのですね。

あなたが消化できないのはどんな感情ですか

ここで、どんな感情が自分に溜まっているかを知る、簡単なチェックリストがあるので、当てはまりそうなものに○をつけてみてください。

1. 目が疲れる、目のトラブル、慢性的な肩や首こり、頭痛、イライラしがち、PMS、生理不順
2. 睡眠不足、寝つきが悪い、寝ても疲れが取れていない、よく夢を見る、更年期障害、つねに忙しくしている、日々何かに追われている
3. 人間関係でよく悩む、いつも考えすぎてしまう性格、甘いものが大好き、周りに気を使いすぎてしまう、将来のことが不安、人と比べてしまいがち

4．猫背気味で姿勢が悪い、呼吸が浅いとよく言われる、色白、乾燥肌、便秘がち
5．人見知り、地図が読めない、よく道に迷う、黒の洋服が好き、冷え性、腰痛持ち、不安定な職業についている
6．人からほめられると素直にうんと言えない、自分の好きなところをさっと10個以上言えない、自分のことをついつい責めがち（私が悪いからと考えてしまう）、自分よりいつも他を優先してしまう、最近女性らしい恰好をしていない（華やかなお化粧や華やかな洋服）

どれに一番当てはまりますか？
では、結果を見ていきましょう。

1．肝タイプ
2．心タイプ
3．脾タイプ
4．肺タイプ

5. 腎タイプ
6. 子宮卵巣タイプ

長年、多くの方を見てきた経験からですが、ひとつだけ当てはまるよりも、3つ位当てはまるという方が多く見られます。ですから、1だけ、というよりも、1と3と5というように3つ位見ていただけるといいと思います。

それぞれ、どの感情が蓄積しているかを次にご説明いたします。

1. 肝タイプ：イライラ、欲求不満、ストレス過多タイプ
2. 心タイプ：焦り、多忙感、頑張りすぎちゃんタイプ
3. 脾タイプ：心配性、不安、考えすぎタイプ
4. 肺タイプ：悲しみ、落ち込み、失望感、孤独感抱え込みタイプ
5. 腎タイプ：生活に直結した不安感、恐怖感、ビクビクちゃんタイプ
6. 子宮卵巣タイプ：とにかく自分を否定しがち、自己肯定感が低い、良い子ちゃ

んタイプ

みなさんはどれに当てはまりましたか？

ちなみに、12年前、チネイザンに出会う前の私は、1〜6すべてを網羅していました（自信をもって言えます）。その頃の私は胃腸がとても弱く、無排卵無月経、冷え性、便秘で肩こり、それなのに暴飲暴食してしまう、まさにお腹も心もパンパンカチコチ状態だったのですね。今だったら、12年前の私にこう言ってあげられます。

「お腹をもむだけで性格も、そして人生も変わるんだよ」と。

みなさんも、私が劇的に人生を変えられたように、今からでもまったく遅くはありません。お腹をもんで、そしてこれから紹介する夜のあの習慣を使って、劇的に自分を、そして人生を変えてみませんか。

4

お腹と潜在意識はつながっている

——私を変えてくれた夜の習慣

どんどん若返る秘密

そもそも、チネイザンをタイのチェンマイで学んだものの、日本でやってくれる人が見つからなくて、結果、自分でやろう！と思いたち、自分でできるお腹のマッサージ「セルフチネイザン」を始めたことは前述の通りですが、当時まだ会社勤めをしていて、とても忙しかったので、それをやるためには、時間をつくる必要がありました。

そこで私が考えたのは、まずはお風呂の時間です。お風呂には毎日いずれにしても入ります。そしてお風呂の中でやる内臓マッサージはとても効果があるのを実感しました。

またお風呂上がりにも、身体にオイルやクリームを塗るのとともに、内臓マッサージをしてしまう、これがとても効率がよく、アロマの香りにも包まれてパジャマも心地よく、そして良質な睡眠が取れることにも気がつきました。

逆に、夜この儀式ができないときは、寝るときまでお腹が張っている感じがして、寝つきも悪く、翌日に何ともいえない疲れが残っているのを感じました。このとき

「夜のほんの数分のマッサージだけで翌日の自分がこんなに変わる！」ということに気づき、できる限り欠かさずにこの夜の習慣を続けてみることにしたのです。

するど、どういうことでしょう！　変化はすぐに表れました。昔から、老け顔と言われていた自分が、鏡を見るたびに、どんどん若返っていくのです。そんな頃でした。大手出版社から出版のお話しをいただき、あれよあれよと2冊立て続けに本を出すことができ、その流れでパートナーである夫に出会い、あれよあれよという間に結婚。そして、次なる大きな変化が表れたのはまさに、体の中のパワースポット「子宮」に、でした。

私の中の闇歴史なので、あまり振り返りたくはないのですが、20代の頃から無排卵無月経だった私を心配して、母親の勧めで婦人科を受診したときです。先生から衝撃的な一言を告げられました。

「あなたの子宮はしわくちゃで、60代のおばあちゃんと同じよ」と。まさか、自分の子宮年齢が60代だなんて、それもあって、私はなんとか体質改善をしたいと、身体に良いものを世界中に探しに行く旅に出ることになったわけで、今となっては良い思い出にできるのですが、あの60代だった子宮が、夜のあの習慣のおかげで劇的に若返り、自分で気づかないうちに、自然に赤ちゃんを授かっていたのです。その赤ちゃんも、もう小学生になり、今では私の活動を手伝ってくれるまでに成長してくれました。

そして、最近では、またすごいことが起きました。私がチネイザンに出会ったのは、29歳の頃、そして今は42歳と立派に年を取りましたが、ある撮影のときに「8年前の写真より今のほうが若くてきれいですよね、そしてさらにやせましたね。いったい何をしたんですか？」とまで言われたのです。

もう、心の中では小躍りするしかありませんよね！　あんなに簡単で楽な習慣で、ここまで自分が変わることができたなんて。周りが知ったらびっくりするでしょう。だって、環境的には何も変わらず、むしろ昔よりも格段に忙しくなり、自分にかけている時間なんてほとんどないのですから。

ここで、私が行っている普段の夜の儀式についてご紹介する前に、なぜ、夜に行うと、短時間で効率的に絶大な効果を出せるのかをご説明していきましょう。

なぜ夜に行うと効果が出やすいのか

古来より、女性は月と深い関わりがあり、月経や月のものというように、女性の生理リズムは月の周期と連動しているといわれてきました。

月と太陽にたとえられるように、月は女性、そして夜、太陽は男性、そして昼を司っているともいわれています。このことから推察するに、女性は夜に輝きを増し、夜の時間の過ごし方が、女性の生理リズムを活性化して、イキイキとさせてくれるエネルギーを生むということなのです。

この自然のリズムは潜在意識とも深いかかわりがあり、夜の入眠前が一番潜在意識を書き換えやすいともいわれています。

つまり、女性にとって、夜は自分を変える超大切な時間ということ。

でも、ここで間違えていただきたくないのは、だから、夜更かしをしたり、夜に仕事を始めたり、夜に昼と同じ活動をする、ということではないということです！

ここは大切なので赤マークをつけましょうね。

昼には昼にふさわしい活動を、夜には夜にふさわしい活動をすることで、そのエネルギーを十分に受け取ることができるということなのです。ということは……。

昼＝太陽・活動的・起きている（行動する）・交感神経優位
夜＝月・落ち着いている・寝ている（休む）・副交感神経優位

これらが自然にとってとてもバランスの取れた生理リズムということなのです。

看護師さんに72時間ルール（上限）があるのも、夜勤ばかりしていると女性の場合、生理リズムが乱れて、不調になりやすくなるからという日本看護協会の看護師さんを護る狙いがあるのでしょう。実際に私のところにも多くの看護師さんが訪れて来られるのですが、子宮筋腫を持っている方がとても多く、「夜勤が増えると筋腫が増える」とさえ、いわれるほどです。ですから、夜にしっかりと休むことが、翌日の元気につながることがとてもよくわかりますね。

次章からはいよいよ実践編です。次ページの禁忌事項をよく読んだ上でお進みください。

チネイザンの禁忌事項

1. 食後1時間は空けるようにしましょう
2. ケガなどをしている場合にはその患部が完治してから行ってください
3. 発熱や感染症にかかっている場合はお休みをします
4. お腹がかたい場合、強い刺激を与えすぎると翌日にもみ返しのような症状が現れる可能性があります。かたいと自覚した場合は、優しめの圧から始めてみましょう。それでも十分な反応が得られます
5. 通院が必要な持病をお持ちの場合は、主治医に確認をしてから行ってください
6. 生理中でも可能ですが、体がだるいときはお休みしましょう
7. 妊娠中は控えてください
8. 産後は1ヵ月健診を目安に体調に問題がなければスタートして大丈夫です。不安な場合は主治医に確認をしましょう
9. 男性も同じように行ってみてください

10・本書を見て行った後に腹部に爪のあとが付くような場合は、圧が強すぎる可能性があります。少しゆるめの力で行いましょう

5

お腹をあたため、やわらかくするお風呂チネイザン

人生の質を決める「最高のお風呂タイム」

それではここから、夜のエネルギーを最大限活用できる、夜の過ごし方（夜の儀式）について具体的にご紹介していきたいと思います。

軸はあくまで「自分が心地よく感じること」なので、義務的にやったり辛いのに続けたり、などは決してないように。回数や時間についても、自分が心地よく自然と感じるだけやってあげてください。

私が以前、無排卵無月経だったというお話はしました。ではそこからなぜ、自然妊娠できたのかといえば、大きな理由にお風呂習慣がありました。

私は元々、ひどい冷え性で血流も悪く、真冬などは寒さで体が硬直して何もできず、そこからすぐに自己否定に入ってしまう性格。冬のない国に住むのが小さい頃からの夢でもありました。

そんな私が唯一、ほっとして全身を預けて幸せを感じられる場所が「お風呂&温泉」でした。真夏でもサウナに入れるほど温浴施設で汗をたっぷりかくのが大好きなのですが、チネイザンを学んでからはお風呂にただ入っているのはもったいないと、お風呂の中でお腹をマッサージし始めたのです。

お風呂に入ると不思議とお腹はやわらかくなって、いつもよりもみやすくなるし、発汗も促されるからとても気持ちが良く、それが日常の習慣になりました。

しかも、お風呂でお腹をもんだ後は、なぜかやせているのです！　え？　きつい運動もきつい食事制限もしているわけではないのに、こんなに気持ちよくなってやせるなんて……。

私は一時、断食にハマりすぎて、食べないでやせるというループを何度も繰り返していたので、これは断食にも勝るすごい方法だと思い、お風呂の中で毎日のように続けていました。そしてこんなに良い方法をもっとみなさんと共有したいと思い、「温泉チネイザン合宿」というのを立ち上げ、日本中を巡るリトリートをスタートさせたのです。そこで出会った数々の温泉の泉質の効能のおかげもあったと思います。ホルモン治療もなし、とくに何もやっていないのに、ある日突然、妊娠していたのです……。温泉地を巡りながらお腹のマッサージをして、妊娠して今はママになっている生徒さんもたくさんいます。お風呂の中でお腹をもむことでダイエットにも成功し、妊娠もできて。お風呂はまさに願いを叶えてくれるパワーを持った場所なのでしょう。

日本人はお風呂に入ることが大事

そして、世界は広しといえども、こんなにお風呂文化が根付いている国はどこを探しても日本しかありません。ということは……、つまり日本人にとってお風呂に入ることが非常に大切だからなのです。

なぜかというと、日本は高温多湿の国です。これだけ湿度がありつつも、冬は底冷えする寒さ。そして何より日本は火山大国でどこにでもお湯が自然と湧いています。

東洋医学では、日本人は生まれつき、腎が弱いといわれていますが、その弱い体質を補ってくれるのが、お風呂や温泉といったお湯に浸かる文化なのです。これは本当に天が与えてくれた恵みだと思います。このお風呂文化を「キレイ」のために使わない手はありません。

冷え性だけれども夏の暑さにも弱い、そしてどんどん代謝が悪くなって年々体重が落ちにくくなって太ってきたとか、不調がどんどん増えてきた、という方はお風呂の入り方が間違っていたのかもしれません。

お風呂は、いわば天然の「内臓マッサージ」だからなのです。お風呂には、浮力、水圧、温浴効果があり、浸かるだけで私たちの自律神経を整えてくれるリラックス効果もあります。浮力効果によって、体重は陸上の10分の1になりますし、水圧効果で入っているだけで、自然と身体全体がマッサージされているような状態に、そして温浴は冷えた身体を温め、血流をアップし、身体の調子を内側から整えてくれるのです。

これだけ良いお風呂に浸からないなんて、人生損している！とすらいえるかもしれませんね。

次に、みなさんに本当に実践していただきたい、きれいで健康になるお風呂の入り方をご紹介していきましょう。

お風呂の入り方

まずお風呂の温度は、夏は40度前後、冬は42度前後の少し最初に熱さを感じるけれど、段々と気持ちよくなる温度に設定します。

お風呂に浸かる時間は、10～20分程度が目安です。

お風呂の中に入れたいものとして、エプソムソルトや天然のお塩、お気に入りのアロマ精油、びわの葉やよもぎなどもおすすめです。

そして、お風呂に浸かっている間に効率的に次のことを実践してみましょう。

お風呂の中でチネイザンマッサージ

1. お湯で軽く体を流し、お湯に浸かります
2. お風呂の中でお腹のマッサージを始めます
3. まずはお腹に触れてかたい部分を特定します
4. 心（みぞおち）のセルフチネイザン（図1）
5. 肝と胃のセルフチネイザン（図2）
6. 大腸の4点もみ（図3）
7. カエル足でパタパタ（図4）

図1　心のセルフチネイザン

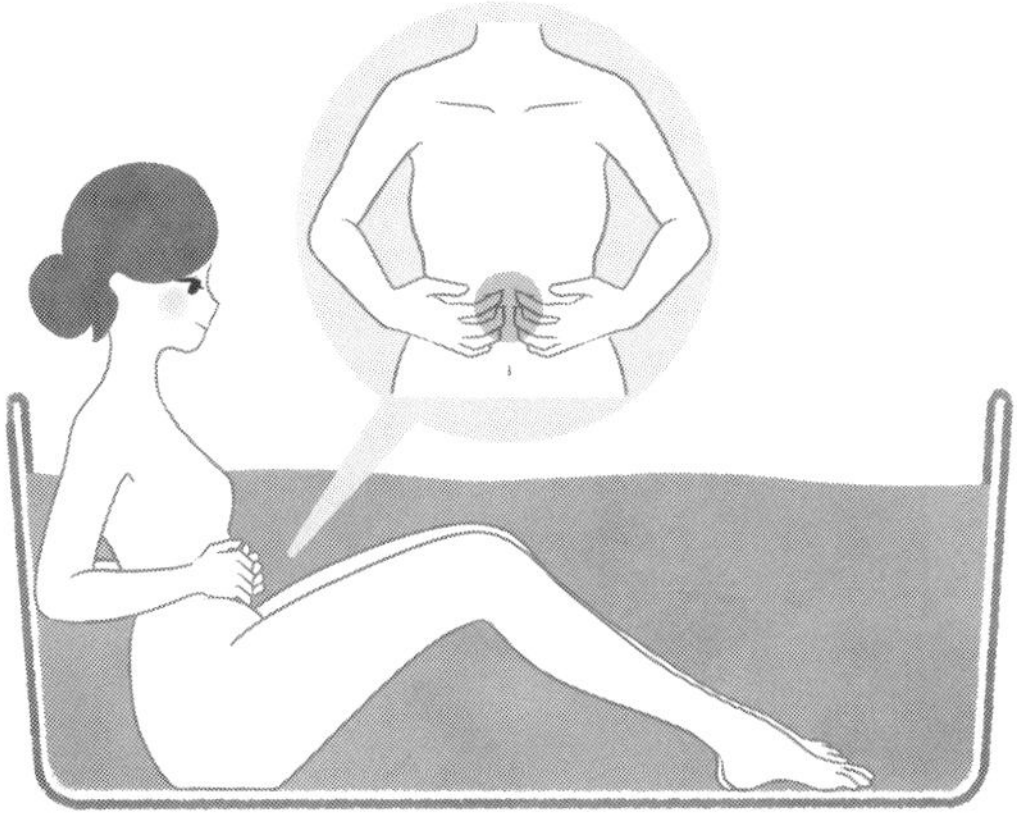

❶反射区（31ページ）の「心」の場所に指を差し込む。

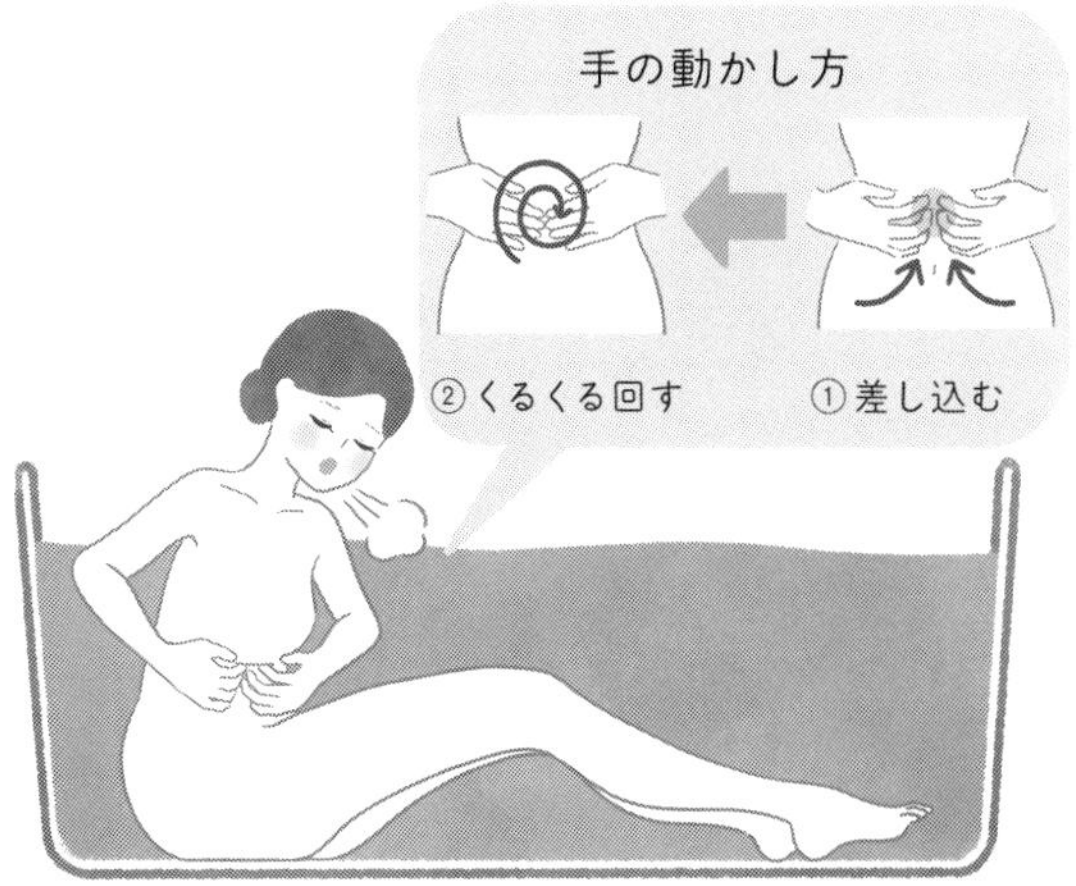

❷体を折り曲げるように息を吐きながら、「心」を押していく。
息を吐き切ってから、手をくるくる回し、その後手を放す。
2〜3回ほど行う。

図2　肝と胃のセルフチネイザン

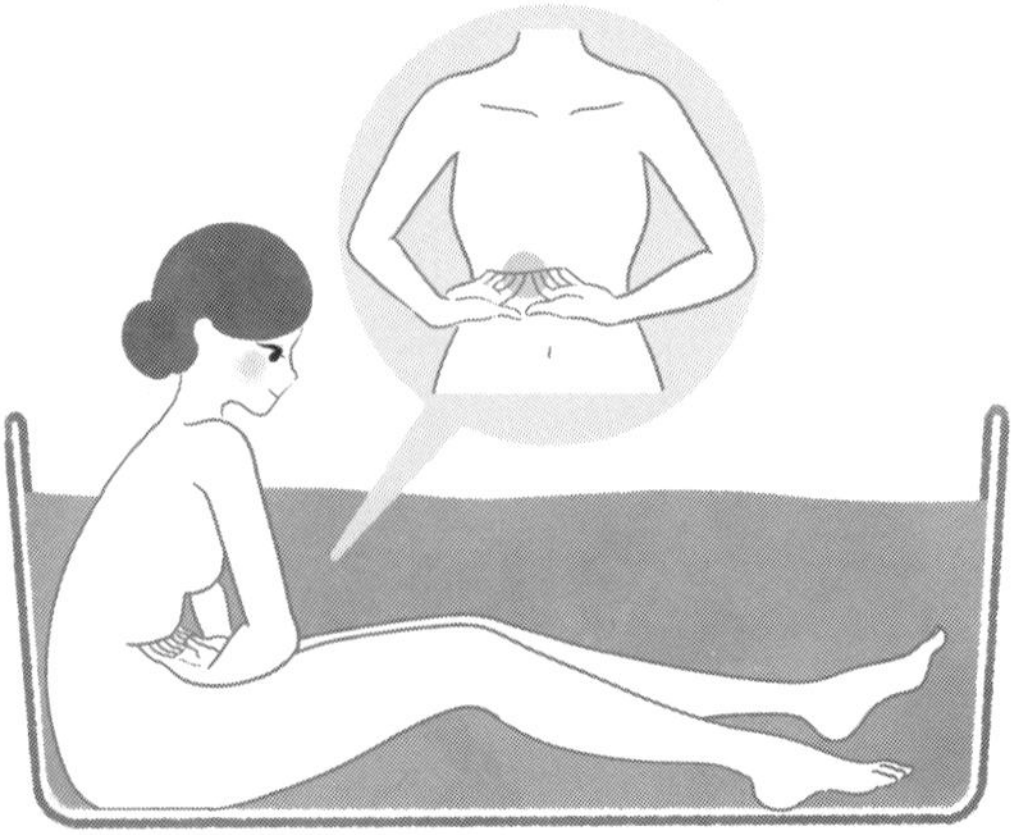

❶反射区の「肝」の場所に指を差し込む。

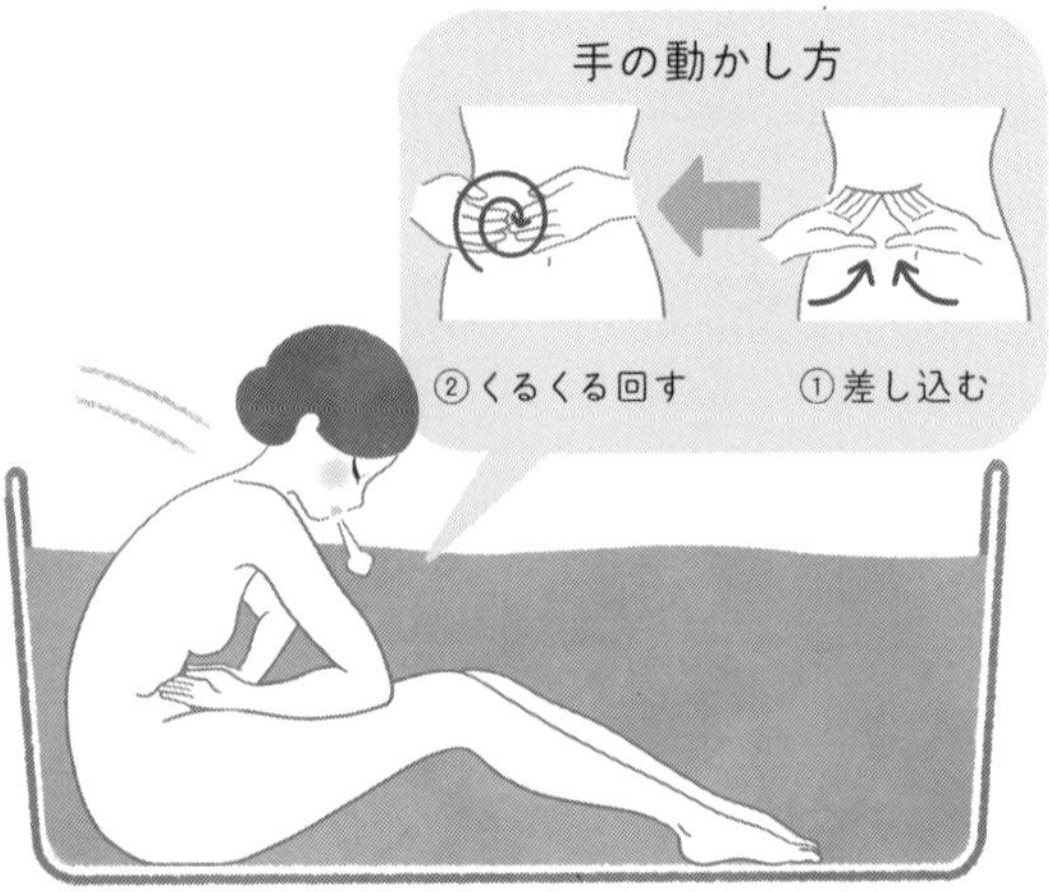

❷体を折り曲げるように息を吐きながら、「肝」を押していく。
息を吐き切ってから、手をくるくる回し、その後手を放す。
2〜3回ほど行う。
❸「肝」が終わったら、反射区の「胃」の場所を確認して、
同様に行う。

図3　大腸の4点もみ

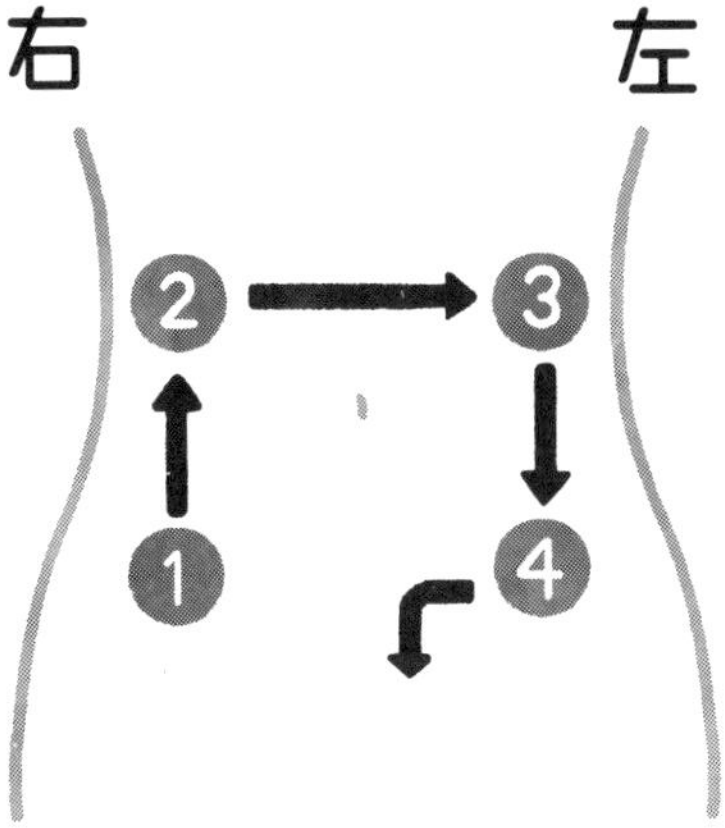

❶大腸の形に沿った、
もむべき4つの点。

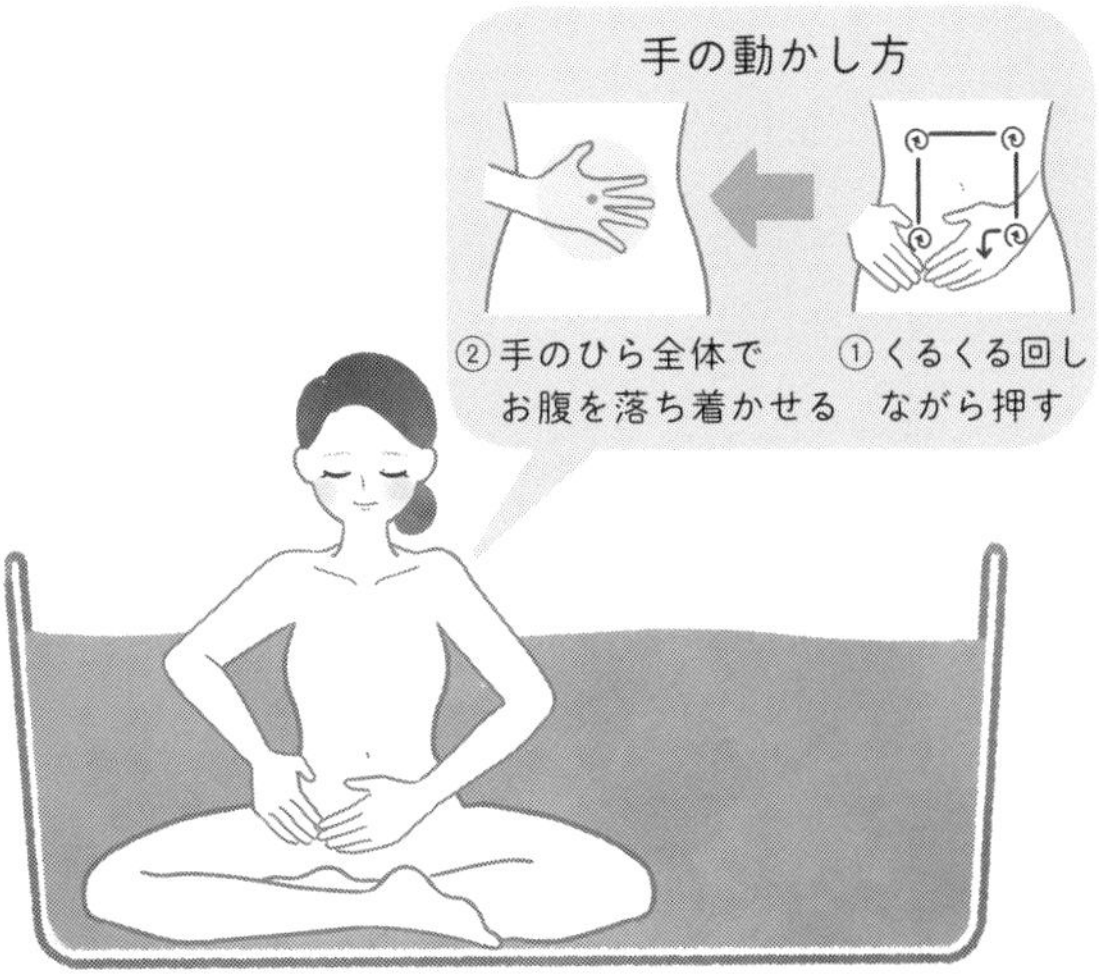

❷①～④の順番に指先をくるくる回しながらもみほぐす。
最後に手を開いて中指のつけ根をおへそに当て、
お腹全体を落ち着かせる。2～3回ほど行う。

図4　カエル足でパタパタ

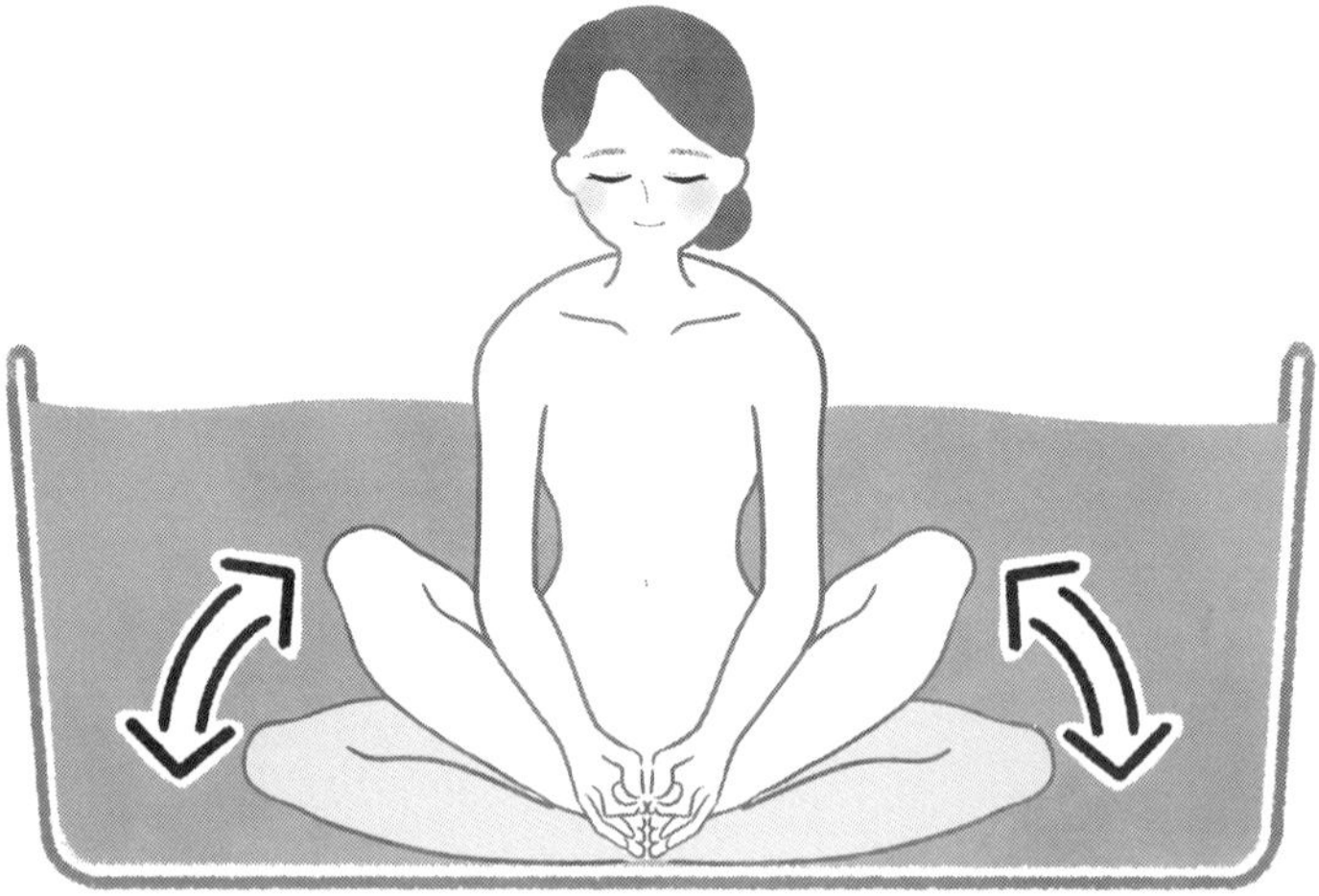

❶お風呂の中であぐらのような形で座る。
❷両膝を上下に10回ほどパタパタ動かす。

熱くなってきたら一旦洗い場に出て、髪の毛などを洗います。
その後、もう一度、浸かり続きを行います。

体が変わる、温泉や銭湯などで行うスペシャルバージョン

銭湯や温泉など大きなお風呂に入れるときは、さらにメニューを増やします。
毎日とはいきませんが、大きなお風呂は手足が伸ばせてとても気持ち良いですし、湯舟の大きさや形、岩やヒノキなどの材質、(温泉だったら)泉質などにも色々なバリエーションもあり、転地療法ともいうくらい場所を変えて行うセルフチネイザンは効果も高まります。

日頃から運動不足を感じている方や、身体がかたい方は、ぜひ月に1度位は、ちょっと足を伸ばして銭湯や温泉などでチネイザンを実践してみてくださいね。先ほど紹介した通常のお風呂の中でのマッサージに、次に紹介するメニューを加えてやってみてください。身体が変わっていくのを体感できるでしょう。

温泉チネイザン１　両足のストレッチ

お風呂に浸かり、両足を伸ばします（イラスト❶）。ゆっくり深呼吸しながらリラックスします。段差のあるところで腰をかけて行うとやりやすいでしょう。

まずは右手で右足のつま先をつかみ、なるべく膝を曲げないようにしてぐーっと開脚（イラスト❷）します。

股関節の詰まりが伸びて、下半身の血流が改善します。

右足が終わったら左足も行いましょう。

行ったり来たりを2回ずつくらい行います。

陸上ではできないポーズも水中では楽々できるので、柔軟性が増すポーズでもあります。

❶

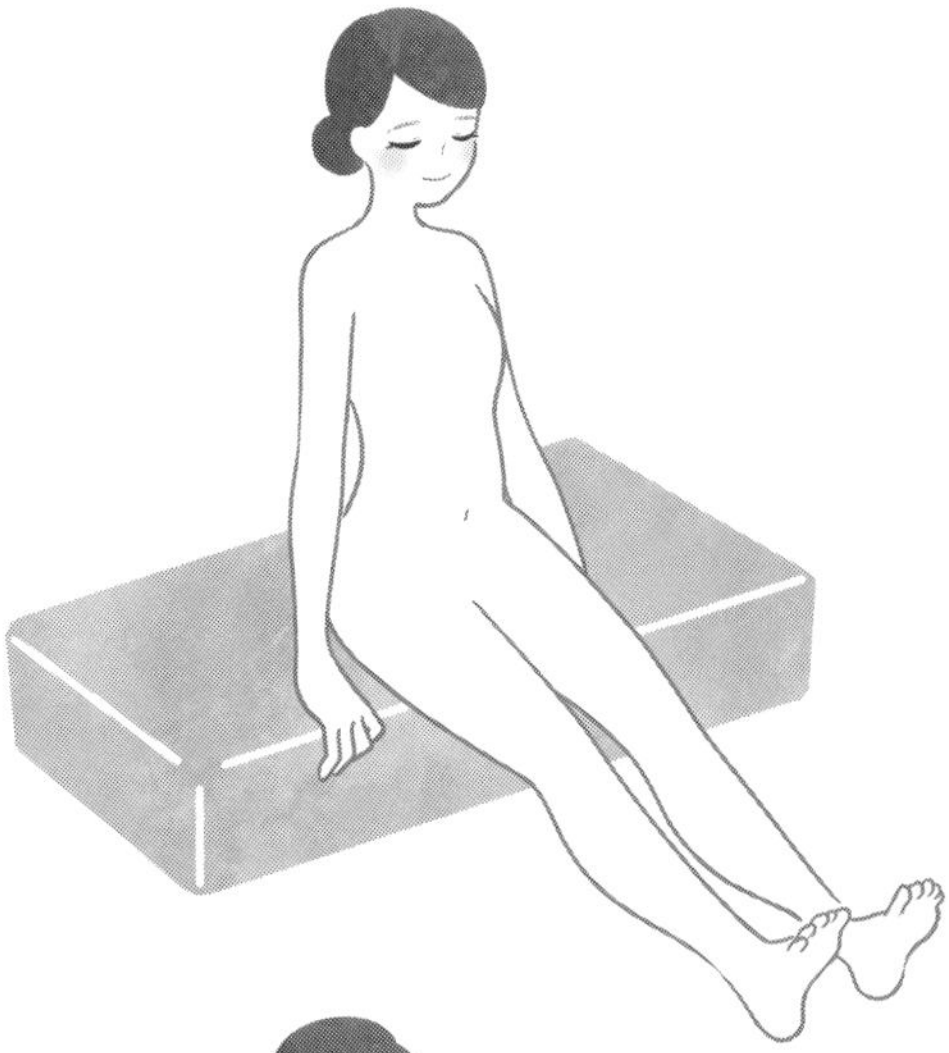

❷

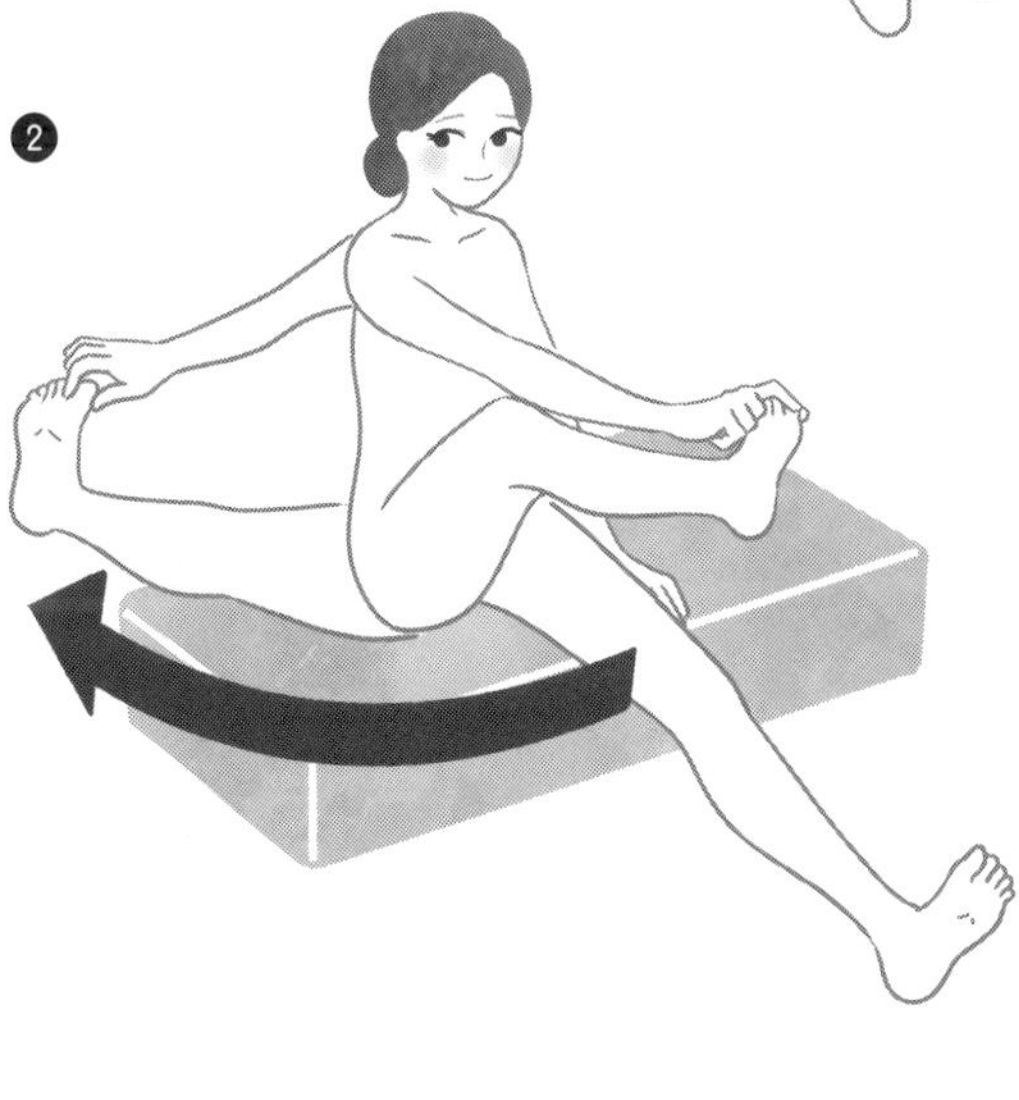

温泉チネイザン2　靴ひものポーズ

続いて、ヨガでは美脚のポーズとも呼ばれている「靴ひものポーズ」を行います。お風呂の中で足を伸ばして座り、右足を左足にかけます（イラスト❶）。次に足の甲を寝かせるようにして左足も、右足の下で曲げてかかとを右のお尻の横に置きます。（イラスト❷）。

最後に膝の上に軽く手を乗せ、少し圧を加えます。膝が浮いても大丈夫です。難しい方はこの途中まででもＯＫです。この姿勢で30秒くらいキープします。反対側も同様に行いましょう。

股関節の柔軟性が増し、腰痛や坐骨神経痛にもおすすめのポーズです。

❶

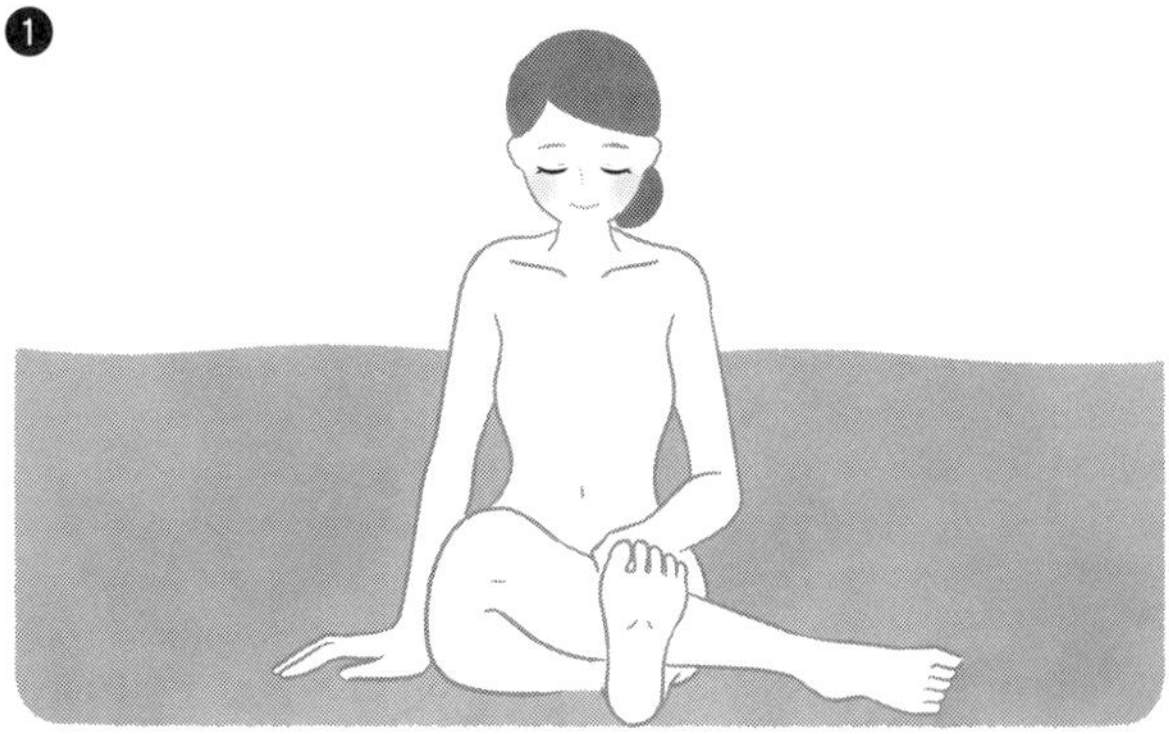

❷

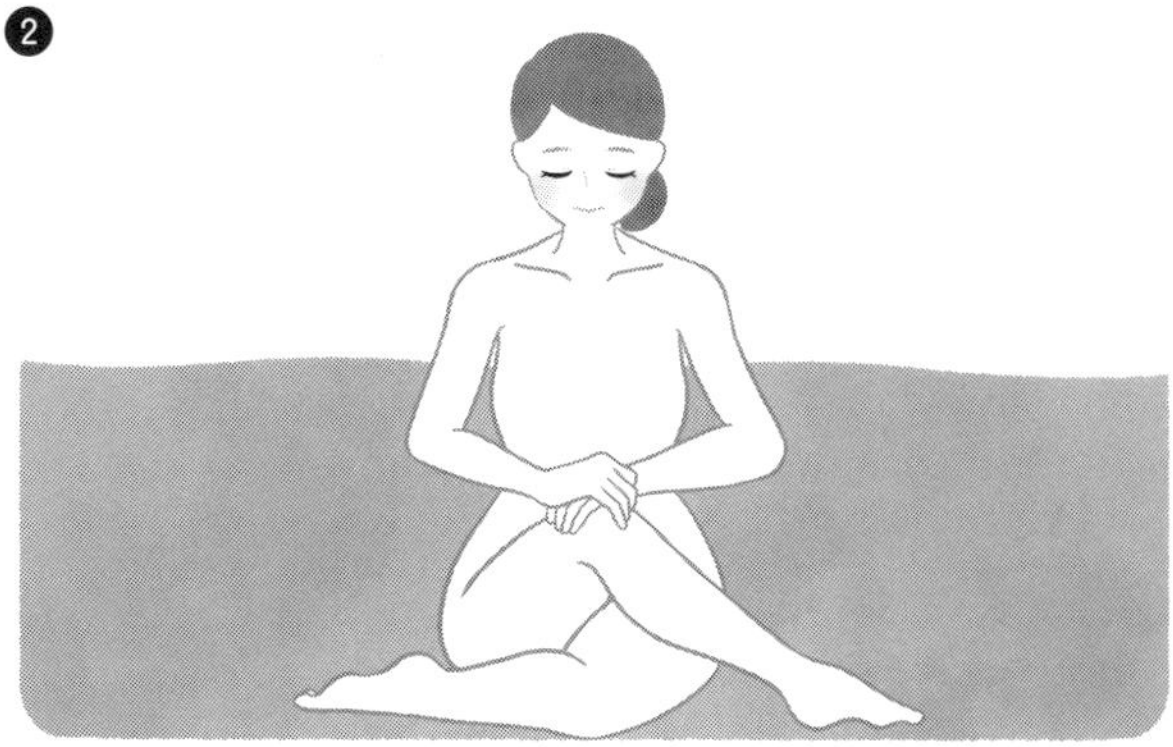

温泉チネイザン３　自分を落ち着ける呼吸法

お風呂の中では、静かに瞑想するのも大切です。お風呂は自分とつながる数少ない時間。生まれたままの姿でいられる時間って実はお風呂の中だけなんです。素のままの自分で、気持ちの良い状態で、呼吸を落ち着かせて、しばらくぼーっとしてみましょう。これは家のお風呂でもできますね。現代人は、このぼーっとする時間がまったくないので、つねに思考はパンパン、そしてお腹もパンパン、になってしまうのです。

このお風呂瞑想を私は日々欠かしません。こういうときにふとインスピレーションが降りてきたりすることもあります。

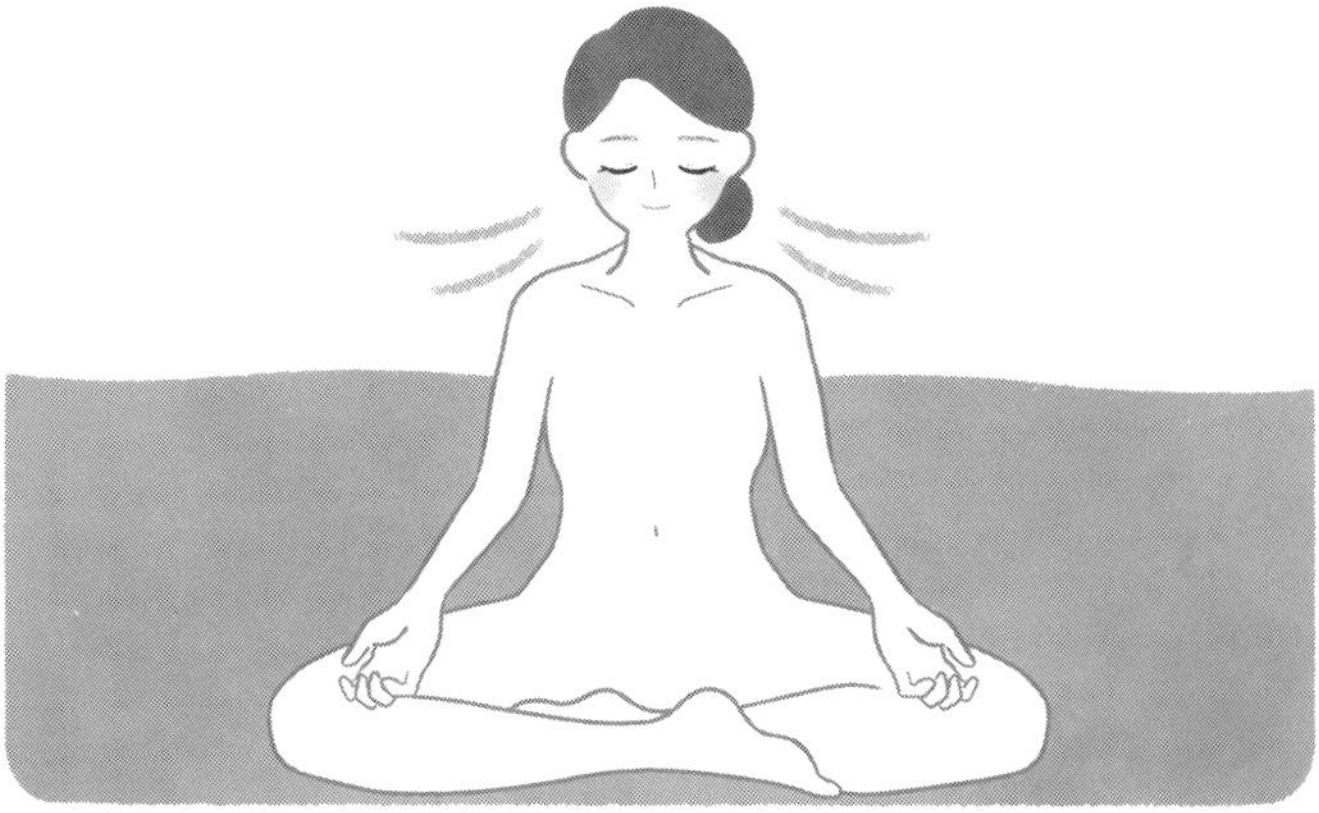

素のままの自分で。
気持ちの良い状態で、呼吸を落ち着かせて、
しばらくぼーっとしてみましょう。
ふとインスピレーションが降りてくることもあるかもしれません。

お風呂の後も自分をいたわる超重要時間

お風呂上がりも大切な時間です。

お風呂の後は鏡の前で全身を映し、自分をほめてあげる時間にしましょう。

これだけで、すごく幸せな気持ちになり、自分のダメなところもOKといえるようになるので、自分の体を鏡で映すのが苦手な方も、ぜひお風呂後の時間にこの習慣を始めてみてください。

バスタオルで体を軽く拭いたら、お気に入りのボディオイルを体全体に塗ってあげます。

私のおすすめのボディオイルを次にご紹介します。

1．体内の毒素を排出し、代謝を高めるには……………ひまし油（単品ではべとべとになり、使いにくい場合は、他のキャリアオイルと混ぜてください）

2. 更年期には……ゼラニウムやローズマリーなどが入ったボディオイル

3. むくみ体質には……ジュニパーや柑橘系のオイルがおすすめ。むくみは胃の疲れからも起こるので、柑橘系の香りで消化を促進し、体内に溜まった余計な水分を排出するお手伝いをします

4. ダイエットには……グレープフルーツなどの柑橘系

5. 便秘体質には……ミントやティートゥリーなど、大腸を潤してくれる香りがおすすめ。ミントはとくにガス体質に。ガスを追い出すお手伝いをしてくれます

6. 生理痛やPMSには……血液を浄化し肝を元気にしてくれるローズマリー、ホルモンバランスを整えてくれるラベンダーやネロリ、ローズなど

7. 眠れないときには……安眠のアロマといわれるラベンダー、気持ちを落ち着かせてくれるサンダルウッド、睡眠の質を上げてくれるスイートマジョラムなど

ではお風呂上がりの自分でできるオイルケアとオイルマッサージの方法も具体的にお伝えしていきましょう。

私はチネイザンを始めてからずっと、産前産後もコレを続けることで、42歳になる今でもウエストは54センチをキープ、妊娠前のパンツも余裕で履けます。だまされたと思ってやってみてください。

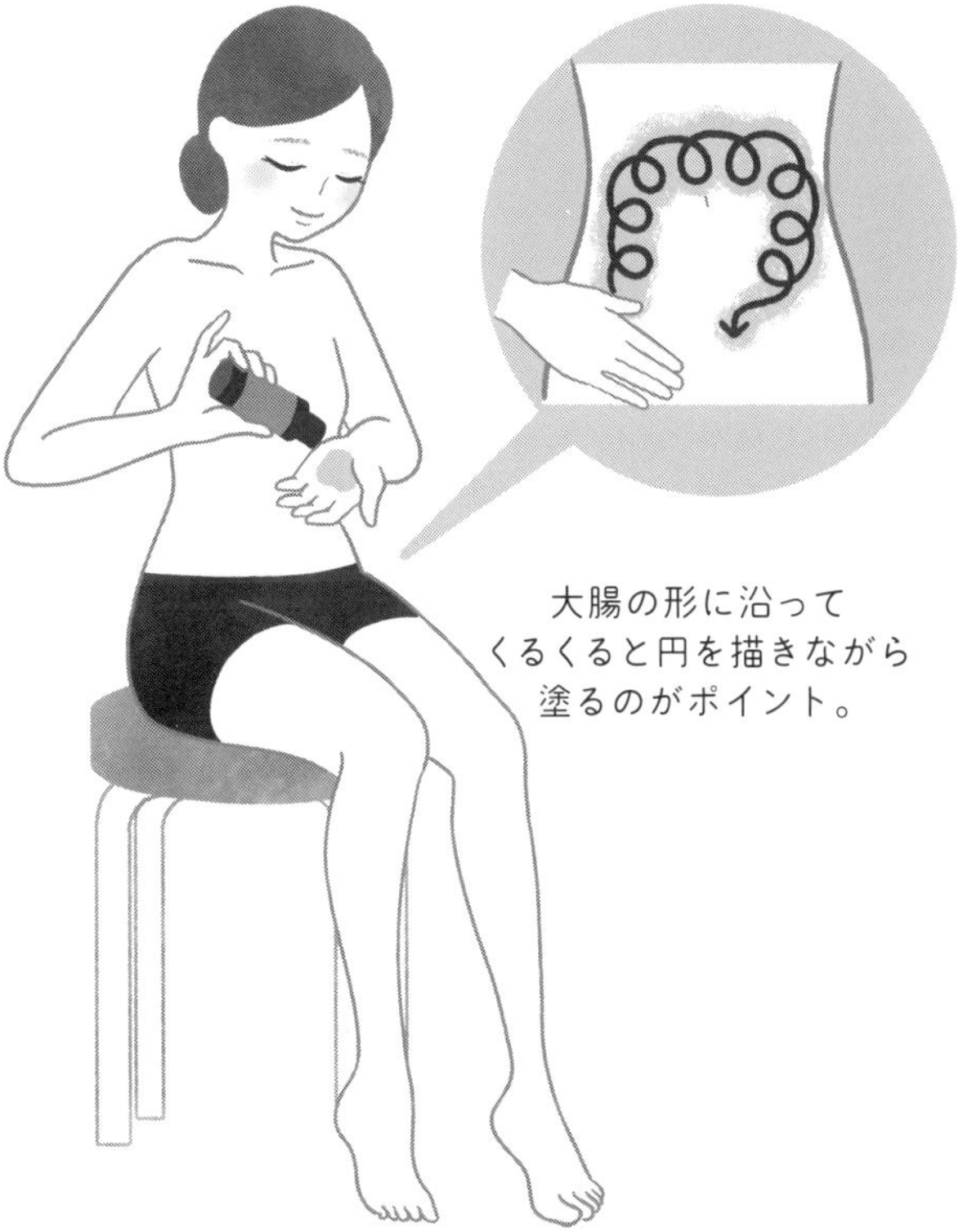
大腸の形に沿って
くるくると円を描きながら
塗るのがポイント。

❶はじめに20秒かけて、ゆっくりと
お腹にオイルを塗布します。

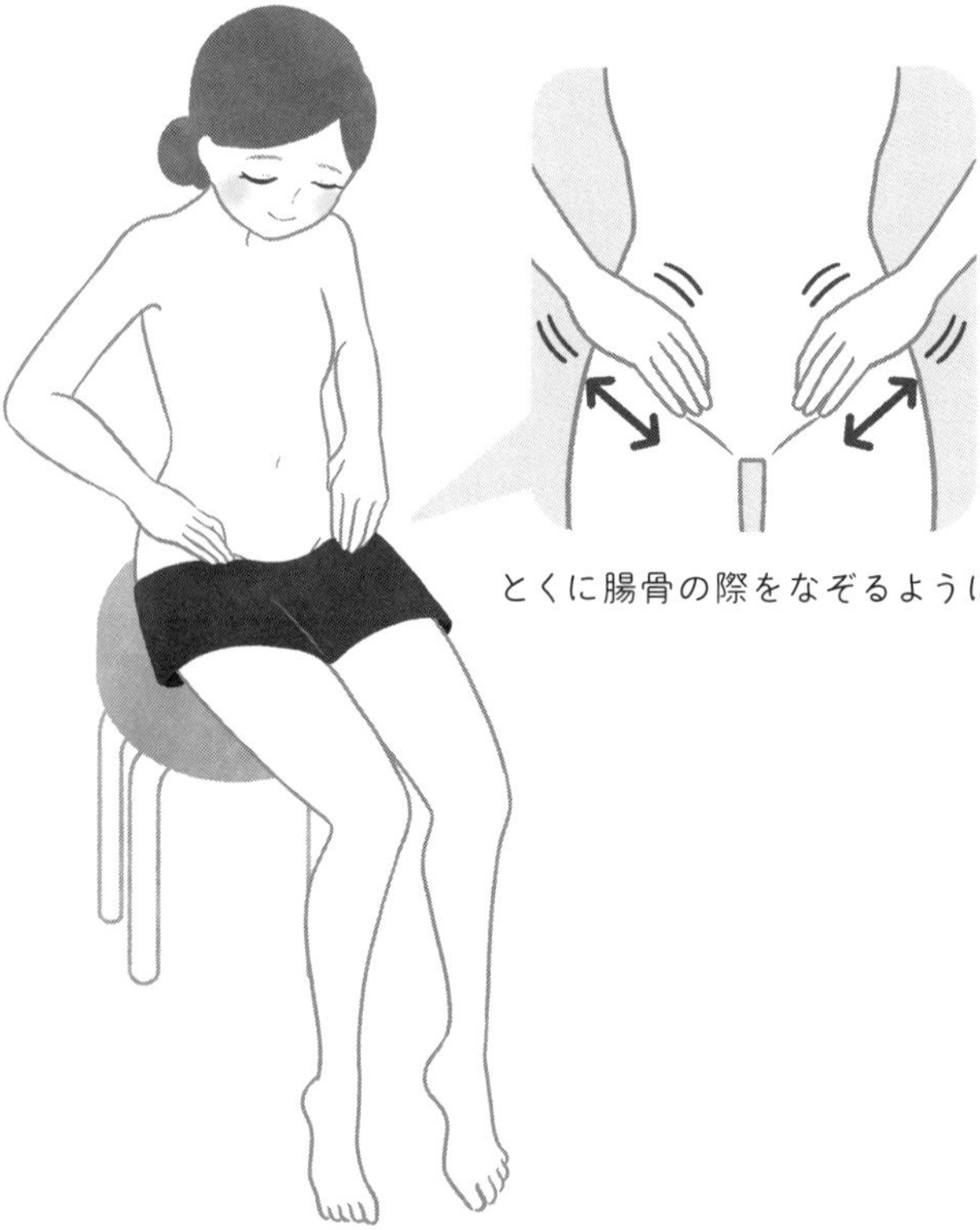

とくに腸骨の際をなぞるように。

❷次に20秒かけて、ゆっくりと鼠径部と腸骨周りにもオイルを塗布し、腸骨の際をなぞるように指先でマッサージしていきます。

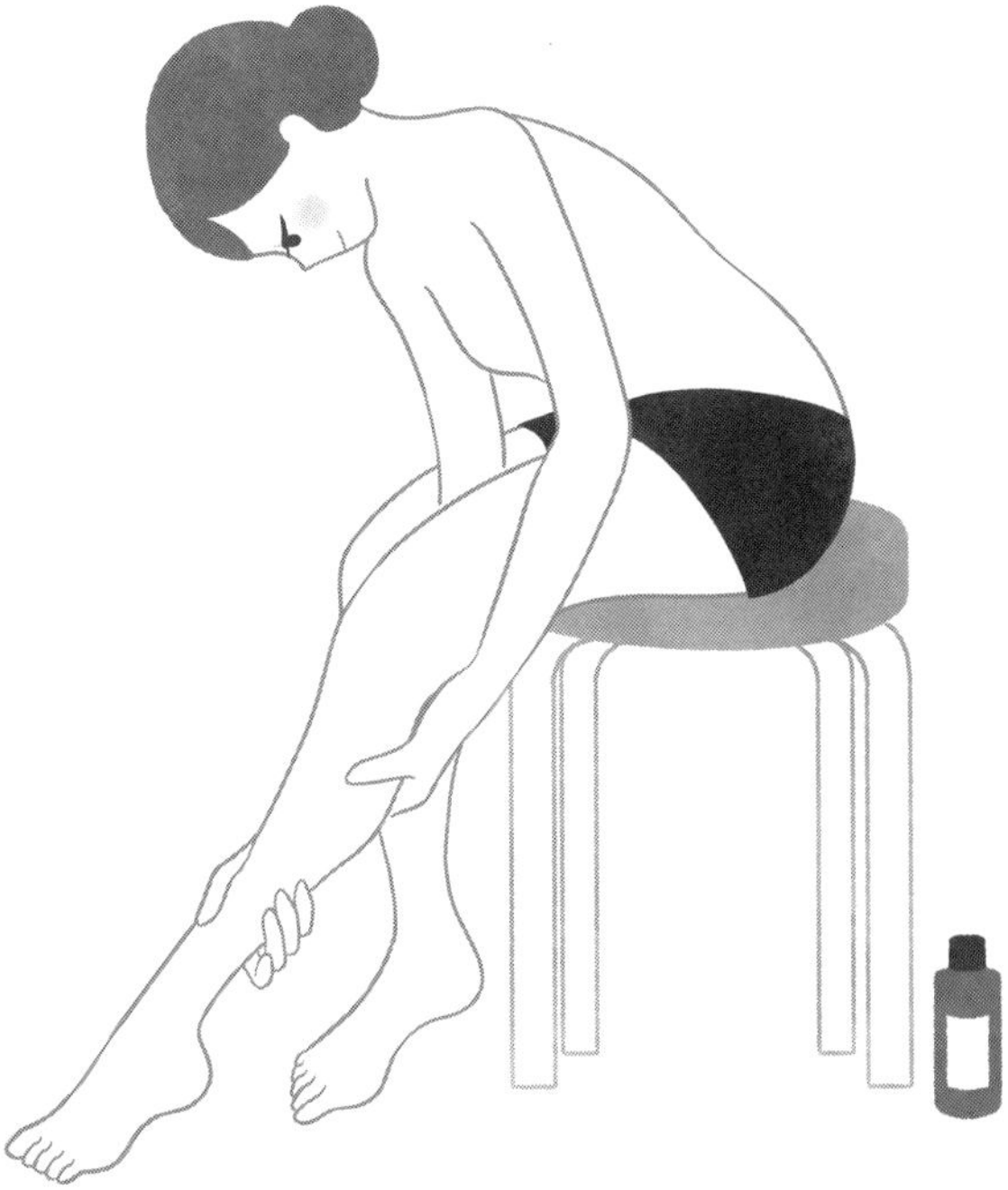

❸最後に30秒かけて、ふくらはぎにもオイルを塗ります。
ふくらはぎは第2の心臓ともいわれ、かたいままだと血流も悪く、
老廃物が蓄積しやすい体質になります。
コリをほぐすようにしながら塗ってあげましょう。

ふっくら美肌をつくる夜のオイルケア

このときに、顔にも美容オイルを塗っておきます。お風呂後の「10分以内」が一番肌の吸収率が高いので、お風呂の後、完全に乾くまで何もせずに放置というのはぜったいにやめてください。

10代でもなければ、肌は砂漠状態になります。その後に入れるよりもお風呂後の10分以内に！というのが鉄則。きれいなふっくら肌になりたければ、この時間を意識してくださいね。オイリー肌タイプの方は乳液だけでも大丈夫です。ここで軽く油分を入れておくことで、自然にお肌がカバーされて、どんどんやわらかなもち肌に変わっていきます。

そして最後に、とても大切なのは、冷える箇所をお風呂上がりにカバーしてあげること。

冷えは、首、両手首、両足首といった5首から体に入ってきます。夏の暑い時期は放熱してあげることを優先しますが、秋から冷え込んでくるので、とくに真冬などはお風呂上がりにくるぶしまでしっかりカバーできる靴下を履いて、首周りがあまり開いていないパジャマ、またはタオルを巻いてあげるなど、放熱してしまわないように冷えの入る箇所をカバーしてあげてくださいね。

6

お腹の声を聴く、夜の食事法

——やせてキレイになれるレシピ

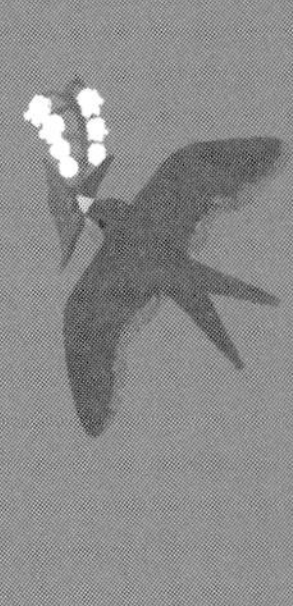

内臓が欲する食事

続いては、お待ちかねの夕食です（お風呂の前に夕飯を食べる方もいるかもしれません。順番はどちらでもかまいません）。

夕食は今日1日頑張った自分を最高にいたわるスペシャルな時間です。このときに大切なのは、頭で必要な食事ではなく、「お腹＝内臓」が欲しているものをいただくというアンテナの切り替えです。

仮にもし、1日中ストレスフルな時間を過ごし、帰宅途中で買ったファストフードや添加物たっぷりのお惣菜などで一旦はお腹を満たしても、その後、胃がもたれたり、飲みすぎて翌日二日酔いになったり……（これは全部過去の私ですが）、かえって、自暴自棄を起こしてしまいそうなそんな食欲の暴走を止めてあげなくてはなりません。

その反動で何も食べなかったり、そのために下痢と便秘の繰り返し、万年肌荒れ、胃腸の状態はつねに疲れていて、お腹は冷えてカチコチ……のようなスパイラルを送ってはいませんか。

これも冗談抜きで過去の私の体験談です。

そんな私がこの状態を抜け出せた、たったひとつの方法が、「お腹の声を聴く食事法」だったのです。それを今からご紹介していきますね。


まずは、内臓を癒やす食材があるということを頭に入れていきましょう。

陰陽五行には中医学や薬膳のベースともなっている、「内臓が不調のときには○○の食材をとりましょう」というありがたい教えがたくさんあります。

それでは、どんなストレスや感情を抱えたときに、どういう食材をとると、その臓器や感情が癒やされていくのか、ということを細かくご紹介していきたいと思います。

ネガティブな気持ちを癒やす食べ物たち

イライラ・ストレス・欲求不満・怒りのときは、ついお酒や油っこいものに走ってしまいがちです。そんなときは「肝胆」がお疲れです。

「肝胆」の疲れには、緑の食材、たとえば緑黄色野菜や海藻類、そして血管の形をしていて、血管のお掃除役でもあるひじきを積極的にとりましょう。また、酸味は肝を癒やす味なので酢の物などもおすすめです。

悩み・不安・心配・考えすぎてしまうときは、どうしても甘いものの過食に走ってしまいがちです。そんなときは「脾胃」（ひい＝東洋医学で消化器のことを指します）がお疲れです。

「脾胃」の疲れには、黄色の食材、とくにかぼちゃや芋など、甘いお野菜が疲れた胃を癒やしてくれます。芋栗南瓜は女子の大好物ですよね。元々日本の女性は胃が弱いので、こういう味を欲するのでしょうね。そしてキャベツや玉ねぎ、とうもろこしも胃を助けてくれます。

また、発酵食品は日々とるといいでしょう。発酵食品は、微生物の作用により食材の味や栄養価が高められていますし、ある程度消化分解されているので、体内に入ってからの消化に必要なエネルギーや消化酵素が少量ですみます。そのため消化力の弱い方でもすんなりと栄養に変わってくれる力強い食品です。中でも塩麹はとくに使いやすく、ビタミンも豊富に含まれているため、疲労回復や美肌効果なども期待でき、

「脾胃」の疲れを取るキャベツの塩麹煮レシピ

材料（2人前）

キャベツ…………半玉〜4分の1玉
（私は多めにつくって翌朝のお味噌汁に回しています）

塩麹…………半玉に対して大さじ1が目安。適量増やしてもOK

水…………適量（200〜300ml）
（バリエーションを増やしたければキノコを入れる）

作り方

❶ キャベツはざく切りにする。
あまり細かく刻まないほうが食べ応えがあって
満腹感を得られるので少し大きめに切るのがポイント。

❷ 鍋にキャベツを入れ、水を適量加える。
蒸し煮のようにしたいので水の量は控えめに。

❸ キャベツの上に、キノコなどを載せてもOK。
より多くの食物繊維が一度にとれるので
便秘の方にはとくにおすすめ。

❹ ❸に塩麹をかけて、弱火から中火でコトコトと煮る。
キャベツがやわらかくなってきたら火を止めて3分程蒸す。

❺ 皿に盛りつける際にキャベツが煮崩れしない程度のやわらかさにすることがポイント。ご飯を食べる前にキャベツの塩麹煮から食べ始めるのがおすすめ。

まさにキッチンの美容液的な存在です。

食後の甘いモノが止められない方は、しっかりと穀物をとることをおすすめします。ご飯をよく噛むと自然の甘みが感じられます。また、お味噌汁に先ほどの食材を入れて味わうのもいいでしょう。私は毎日のようにお味噌汁を飲みますが、胃の疲れが取れて、身体のむくみも解消します。


悲しみ・落ち込み・失望感・孤独感を感じるときは、食欲がなくなったり、妙に辛いものを欲してしまうかもしれません。そんなときは「肺・大腸」がお疲れです。

辛味は血の巡りを良くして体を温めたり、発汗を促してくれる作用があるので、程よい辛味は食欲も増進し、内臓を元気にしてくれます。

その中でもおすすめの辛味は、ネギ、大根、生姜、ニンニクなど、昔から日本で食べられている自然の辛味です。今は激辛フードが人気ですが、辛味は昔から肉の毒消しといわれていて、お肉を食べるときにその毒消し用に食べられてきました。ただし、激辛なものをとりすぎると、かえって大腸を刺激しすぎて下痢になったり、汗が出すぎた後に身体が冷えたりするので、注意が必要です。

「肺・大腸」の疲れを取る山芋とキノコのレシピ

材料（2人前）

山芋……………………4分の1本程度
キノコ………………（とくにエリンギがおすすめですが、しめじやえのき、しいたけなどでもOK）
エリンギの場合は2分の1本程度、他のキノコの場合はお好みで
焼肉のたれ……適量
水……………………適量

作り方

❶ 山芋は短冊切り、キノコは食べやすいサイズに切る。

❷ フライパンに山芋、キノコを入れて、
少し水を足して蒸し焼きのような状態にする。

❸ 焼き肉のたれを適量入れて、弱火でかきまぜて完成。
（私は時間短縮のため市販の無添加の焼き肉のたれをよく使いますが、
醤油麹や手作りのたれでも、さらにバリエーションが広がります。
色々なたれで試してみてください。）

また、このような感情を蓄積していると、肌が乾燥してきたり、かゆくなってきたりするので、とくに秋口は、肺と大腸、そして皮膚を潤してくれる食材の王様である、山芋、キノコ、葛を積極的にとっていきましょう。

生活に直結する不安感、想像すると怖くなるような感覚、恐れを感じているときは、温かいものを欲するものです。そんなときは「腎膀胱」がお疲れです。くれぐれも冷えた飲み物や食べ物を避けるようにしてくださいね。

自分の顔を鏡で見てクマができていたり、最近抜け毛が激しいと感じたり、足腰が冷えているときは、要注意です。実は、陰陽五行では、五臓の腎のところに、生殖や成長発育、老化をコントロールする役割があり、生殖器という機能も含まれると考えられています。ですから、腎膀胱が疲れて元気に働いていなければ、子宮卵巣といった生殖器も元気をなくしている可能性があるというわけです。

「腎膀胱」のお疲れにおすすめなのは、足腰と同じ形をした食材です。大根やゴボウ、先ほども出てきましたが山芋、など、大地の中で育つお野菜が腎膀胱を癒やしてくれます。里芋などもいいですね。

とくに温めて食べるものがおすすめです。山形などの極寒の土地では芋煮、また山梨でもネギやカボチャが入ったほうとうなど、温かい食べ物が伝統的に食べられているのは先人の知恵ではないかと思います。

小豆もおすすめです。日本では古くから、女性が初めての月経を迎えると小豆ご飯を食べる風習があったり、新月満月の日に小豆料理を食べたりと、小豆は月のもの、そして腎膀胱を癒やす食材として伝統的に食べられてきました。

小豆というとどうしても甘く煮たあんこを思い浮かべてしまいますが、腎膀胱のデトックスのためには、白砂糖で煮るのを避けて、南瓜と一緒に煮た小豆南瓜や小豆のスープなど、塩気を少しきかせた味付けで召し上がってください。体の冷えが取れてぽかぽかしていくのを実感されることでしょう。

7

ネガティブな感情はその日のうちにデトックス！

――夜、寝る前のセルフチネイザン

夜、お腹をもむとぐっすり眠れる

さて、ここまで読んでいかがでしたか？　もしかすると夜にやることが結構多いなと感じた方もいるはず。そんな方は毎日、自分が好きなところを好きなだけ、やってあげることが大切です。全部やらないと、と思うとひとつも続きません。まずはひとつから始めてみる、そんな気持ちで行ってみてくださいね。

ここでは、いざ、寝る前に行うセルフチネイザン、布団の上でもできるものをチョイスしたので、そのまま眠れるような流れになっています。

布団の上、またはやわらかい床の上などで仰向けになって、基本のセルフチネイザンを行いましょう。まずは基本のやり方をご紹介いたします。

夜、寝る前のセルフチネイザン1　ウォーミングアップ

仰向けになり、お腹の反射区に順番に触れていく。膝を立ててもOKです。痛いところや詰まっていたり、冷たい部位があったらその場所を記録しておきましょう。おすすめは、腹《はら》日記をつけること。お腹の様子を記録することで自分の感情の観察日記にもなります。

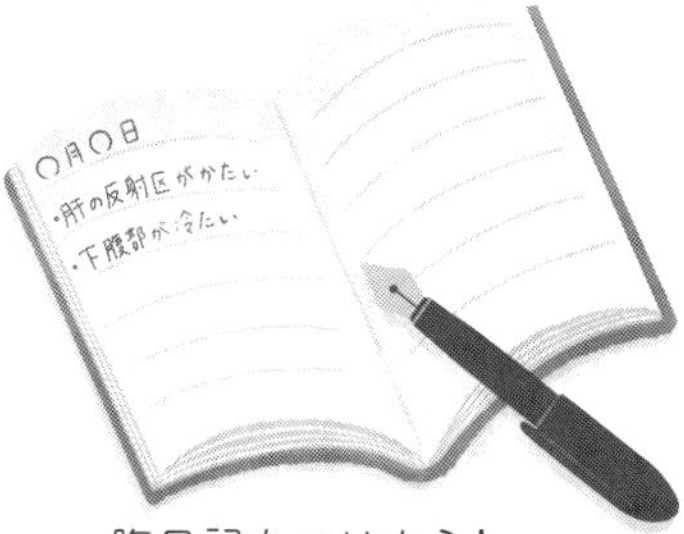
○月○日
・肝の反射区がかたい
・下腹部が冷たい

腹日記をつけよう！

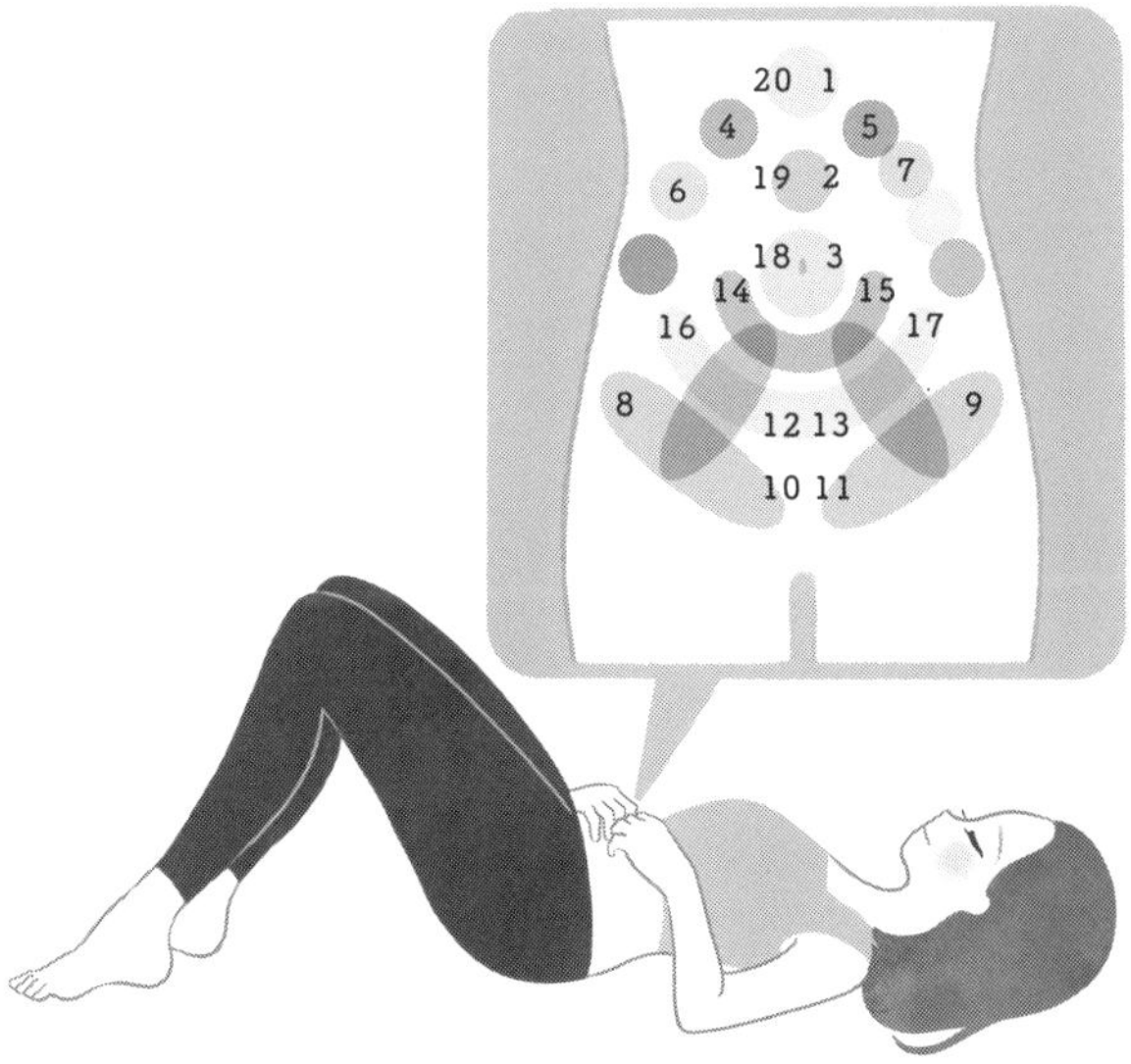

夜、寝る前のセルフチネイザン2　肝と心と脾をほぐす

❶仰向けのまま、お腹のどこにも力が入っていないリラックスした状態をつくります（イラスト❶）。

❷最初に肝をほぐします。息を吸って、吐きながら指先を肝の場所（31ページ）に差し込めるだけ差し込み、指先の圧は抜かずにもう一度呼吸をします（イラスト❷）。

❸最後に、息を吐き切ってから、その場所で指をくるくる回し、シェイクしてからゆっくり抜いていきます。（イラスト❸）

❹肝が終わったら、心、脾と肋骨の内側すべてをこのやり方でほぐしていきます。

❶

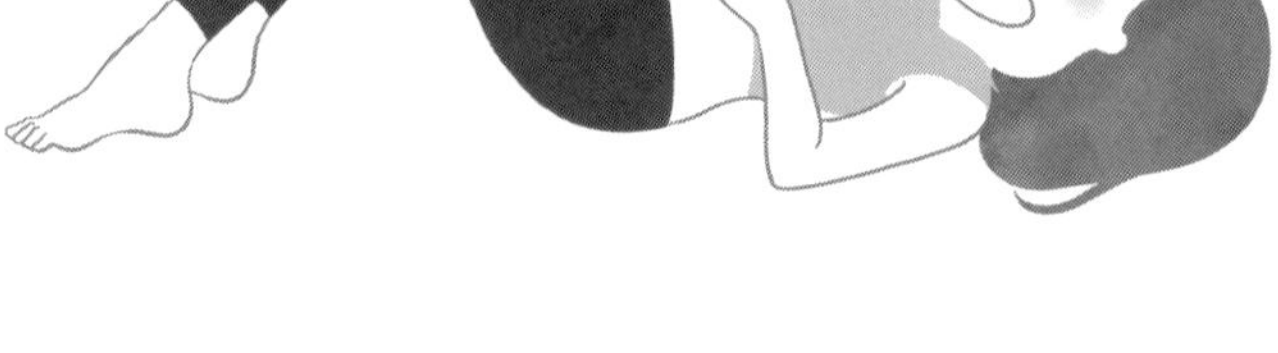

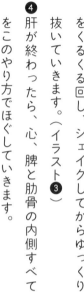

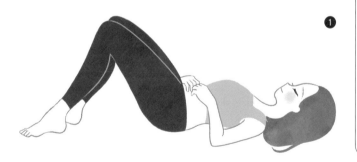

❷

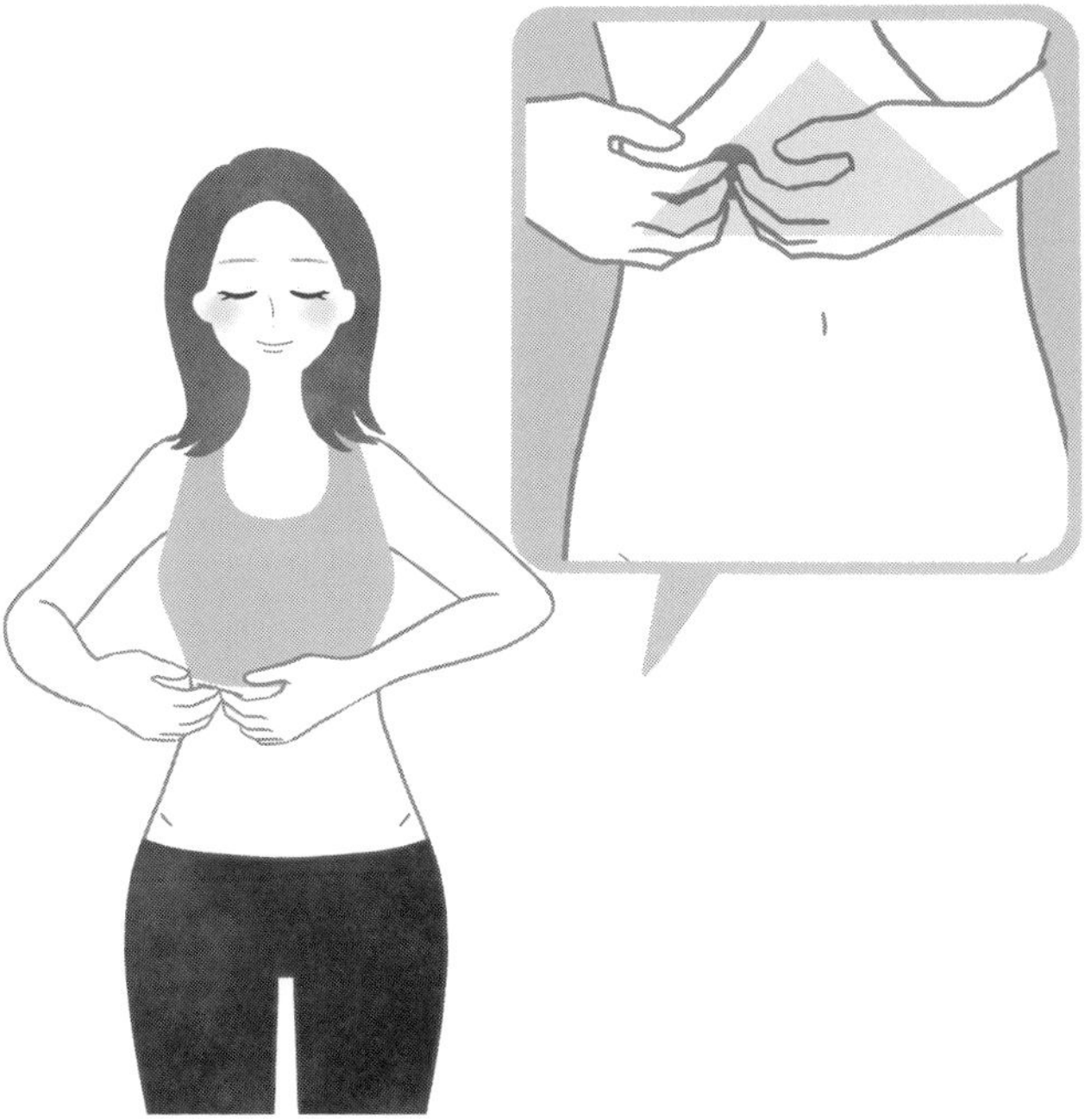

❸

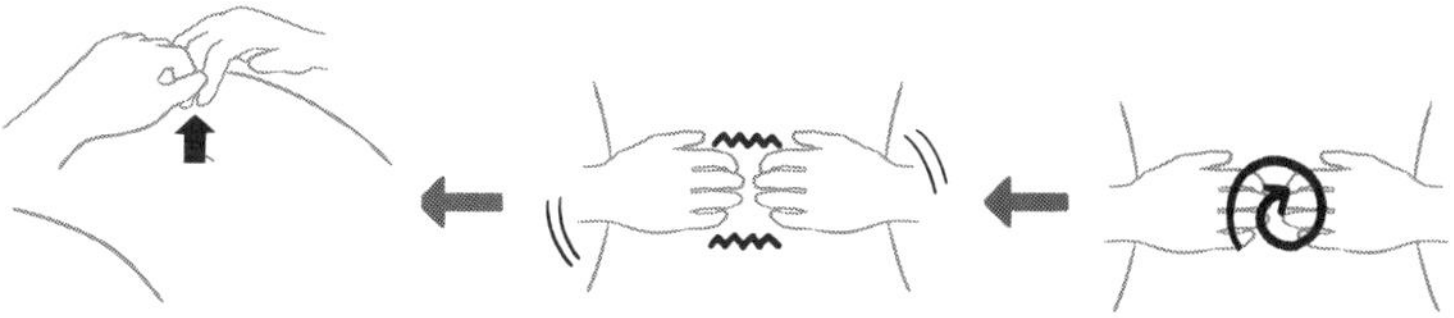

次に、同じ体勢でお腹が気持ちいいと感じるセルフチネイザンを、自分の感情に応じて選んで、1日頑張った自分へのギフトという気持ちで行っていきましょう。

感情をリセットするセルフチネイザン

1 大腸のグーマッサージ……1日の落ち込みや悲しみをリセット（93ページ）

2 肝のチネイザン……1日のストレスやイライラをリセット（PMSや生理不順があったらとくにおすすめ）（94ページ）

3 胃のチネイザン……1日の不安や心配をリセット（人間関係で悩んでいたらとくにおすすめ、大丈夫だよ、と自分に声をかけてあげましょう）（95ページ）

4 心のチネイザン……1日のがまんや焦りをリセット（寝つきが悪かったり更年期の方にとくにおすすめ）（96ページ）

5 子宮卵巣のチネイザン……自分を嫌いになりそうなとき、自分の頑張りを自分が認めてあげるとき、これはぜひ毎日行いましょう（97ページ）

1 大腸のグーマッサージ……落ち込みや悲しみをリセット

手をグーにして、下から上に、下から上にとお腹を引き上げていきます。マッサージの範囲は、左右の腸骨の間のおへそを中心にしたお腹全体。

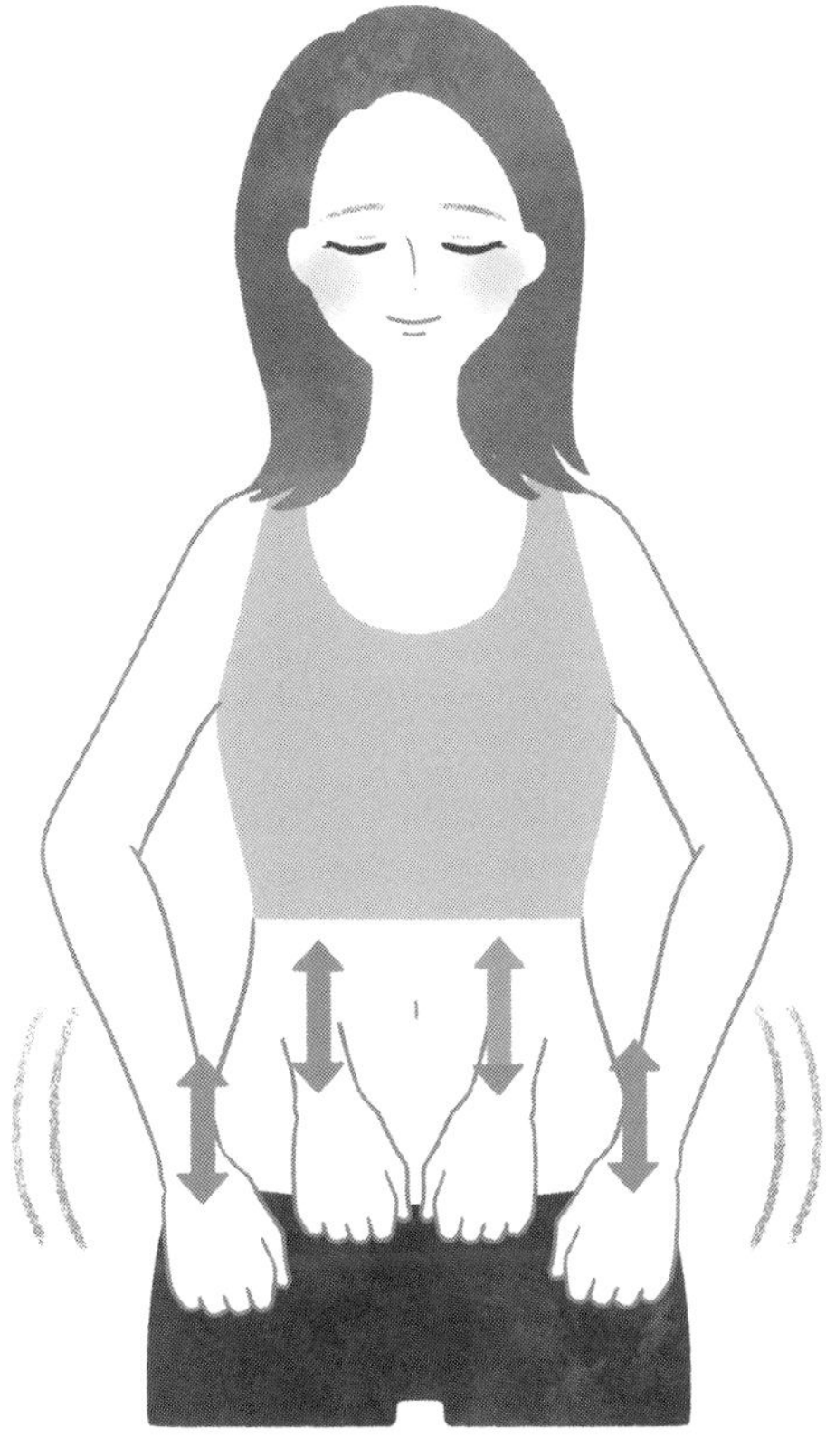

２ 肝のチネイザン……ストレスやイライラをリセット

仰向けの状態でリラックスします。お腹の反射区（31ページ）の肝の場所に指を置き、大きく息を吸って、「シュー」と息を吐きながら手を差し込むように押さえます。くるくる回し、シェイクしてもみこみます。最後に優しく手を放す。

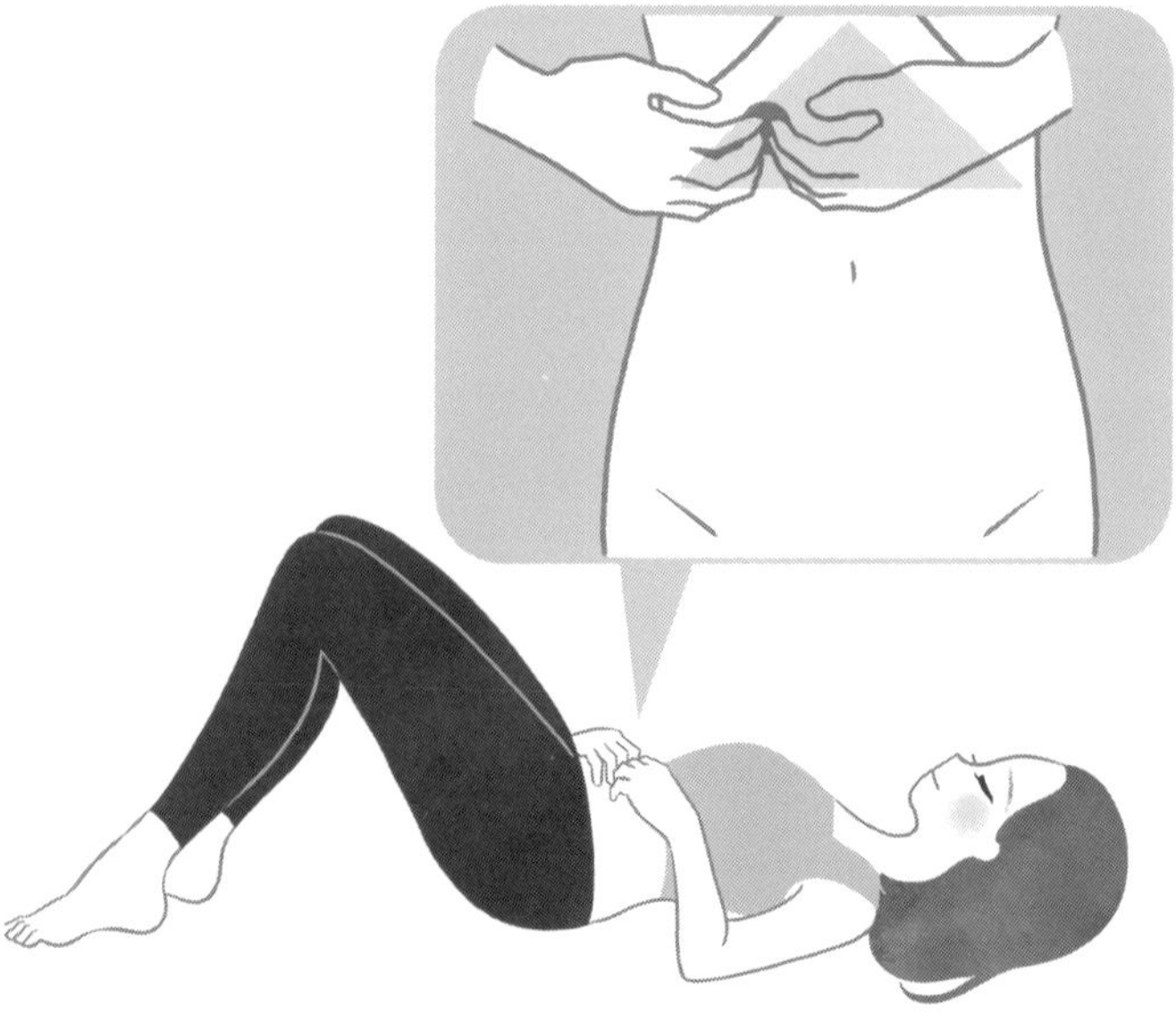

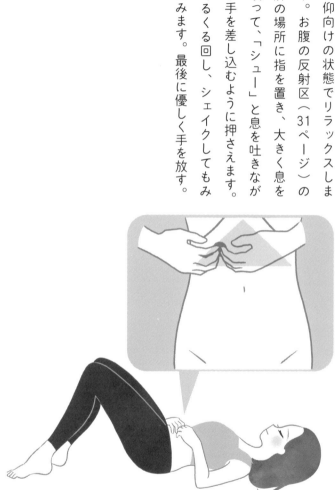

3 胃のチネイザン……不安や心配をリセット

仰向けの状態でリラックスします。お腹の反射区（31ページ）の胃の場所に指を置き、大きく息を吸って、「シュー」と息を吐きながら手を差し込むように押さえます。くるくる回し、シェイクしてもみこみます。最後に優しく手を放す。

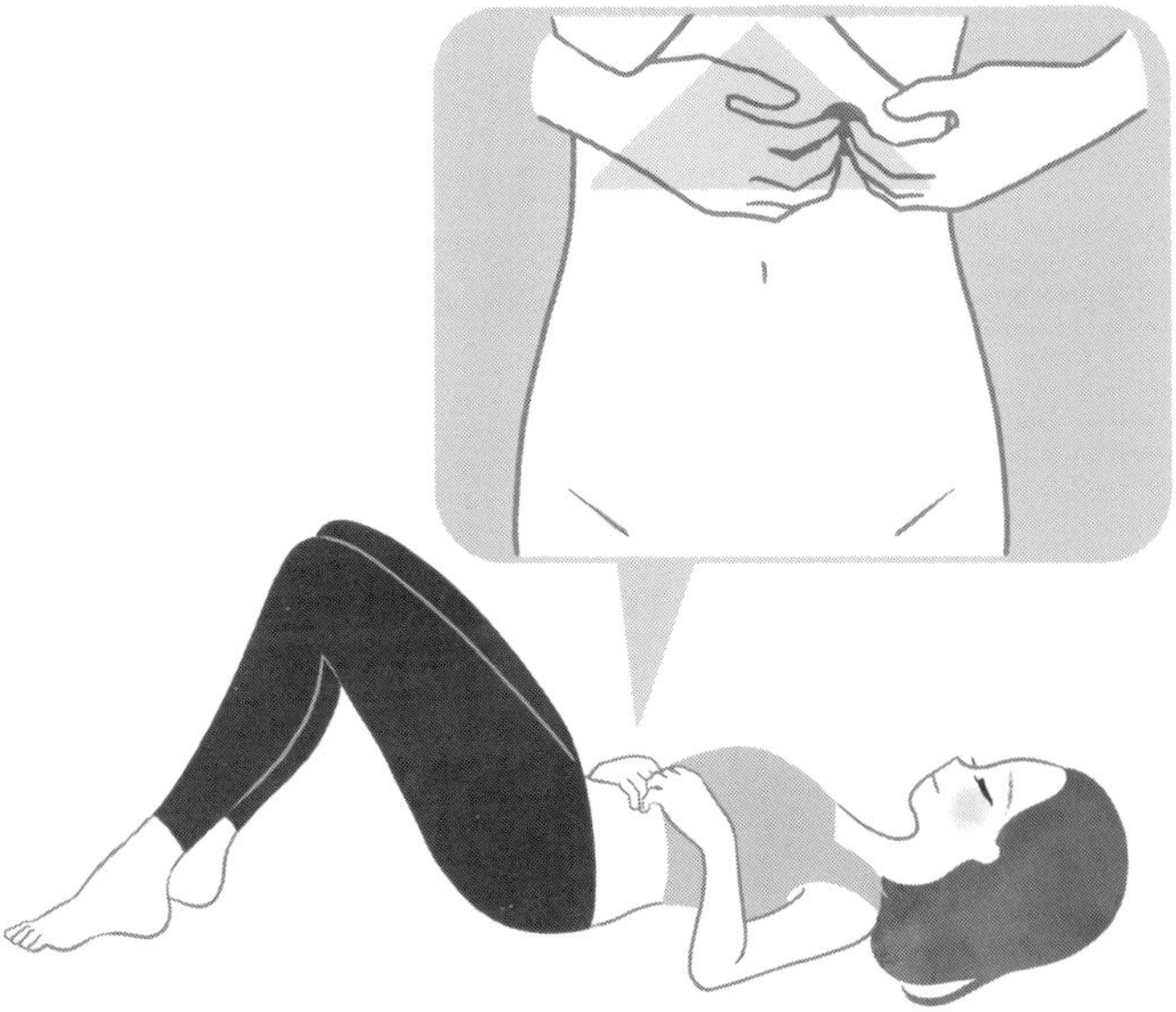

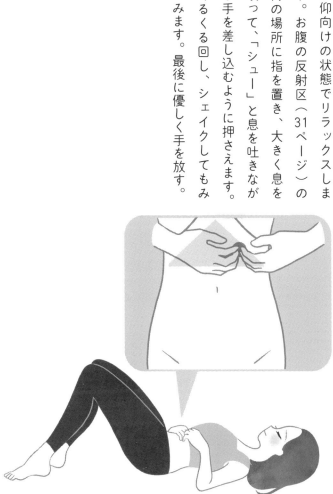

4 心のチネイザン……がまんや焦りをリセット

仰向けの状態でリラックスします。お腹の反射区（31ページ）の心の場所に指を置き、大きく息を吸って、「シュー」と息を吐きながら手を差し込むように押さえます。くるくる回し、シェイクしてもみこみます。最後に優しく手を放す。

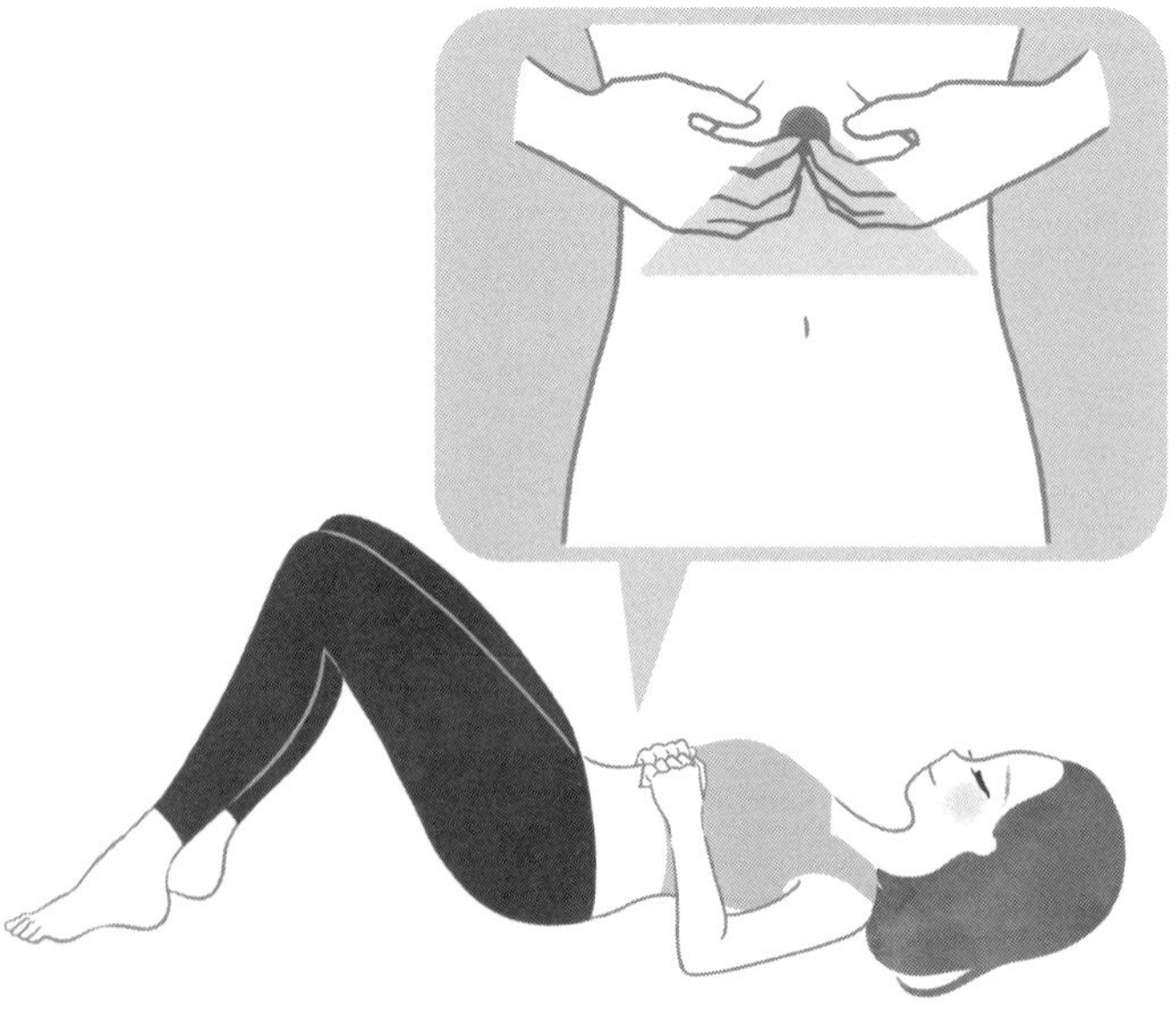

5 子宮卵巣のチネイザン……自己否定感をリセット

❶子宮から左右の卵巣がつながる場所にお気に入りのマッサージオイルを塗布しておきます。

❷指先でふんわりと優しい圧で卵巣から子宮までをくるくると行ったり来たりマッサージします。

❸次に、手のひらを重ねてスコップ型をつくり、恥骨に当て、子宮卵巣を上に持ち上げるようなイメージで、手をゆらしながら下から上に引き上げます。❷と❸を2回ずつくらい行いましょう。

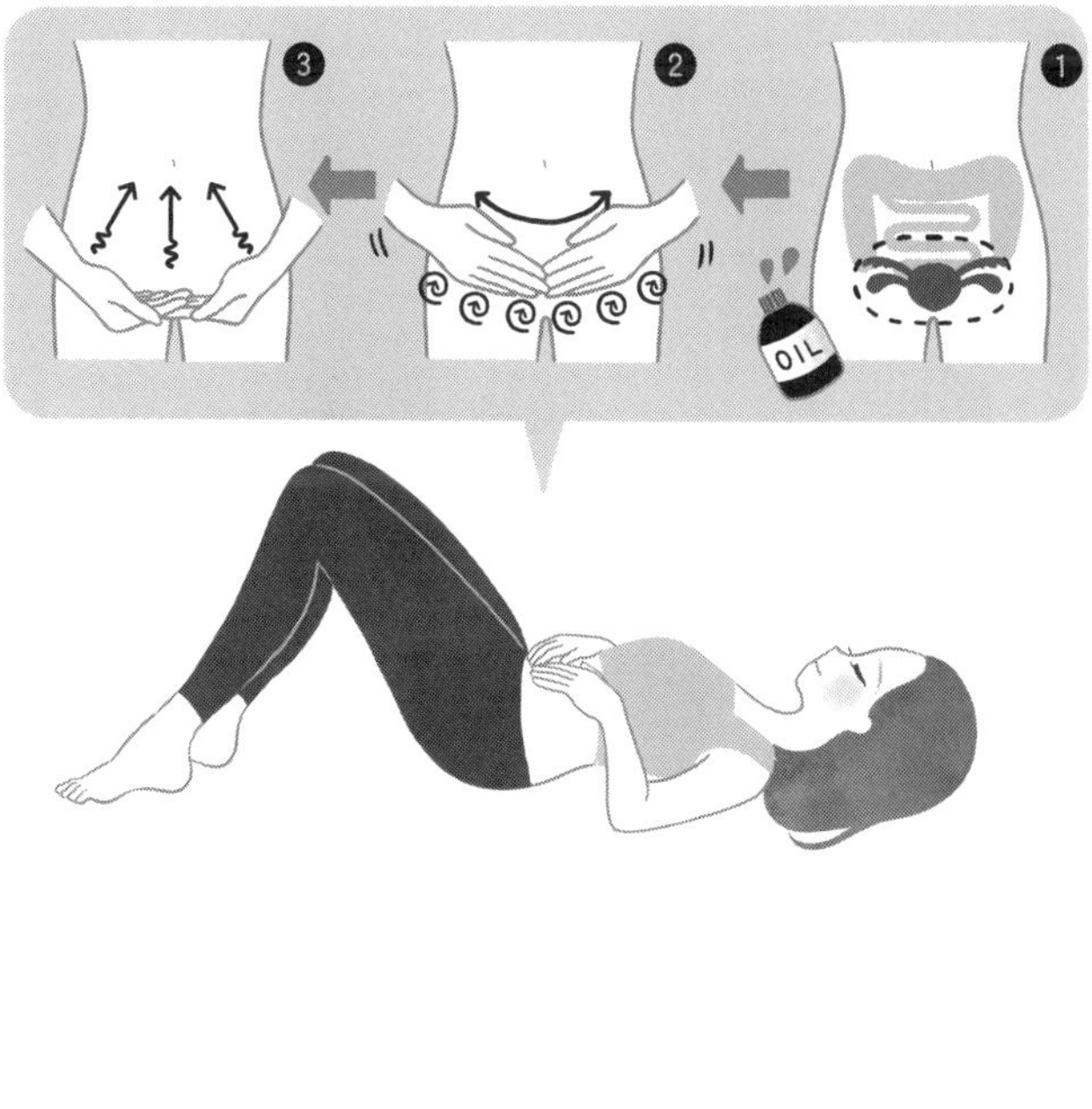

子宮卵巣はとくに自己否定感が溜まりやすいので、落ち込んだとき、自分が嫌いになってしまいそうなときに、たくさんやってあげてください。時間がないときはオイルをつけずにやってもＯＫです。

8

疲れ切っているときの夜のスペシャルチネイザン

疲れ度セルフチェック

そうは言っても、疲れ切っているときには、自分のケアや自炊どころではありませんよね。かくいう私もそういう日は今でも結構あります。そんなときにおすすめの、これだけはやってほしい、オールマイティなスペシャルチネイザンをお伝えいたしますね。

まず、どれくらい疲れているかを反射区の肝（みぞおちの右にある肋骨の内側）に手を差し込んで観察してみましょう。

どのくらい疲れているか、セルフチェックしてみましょう

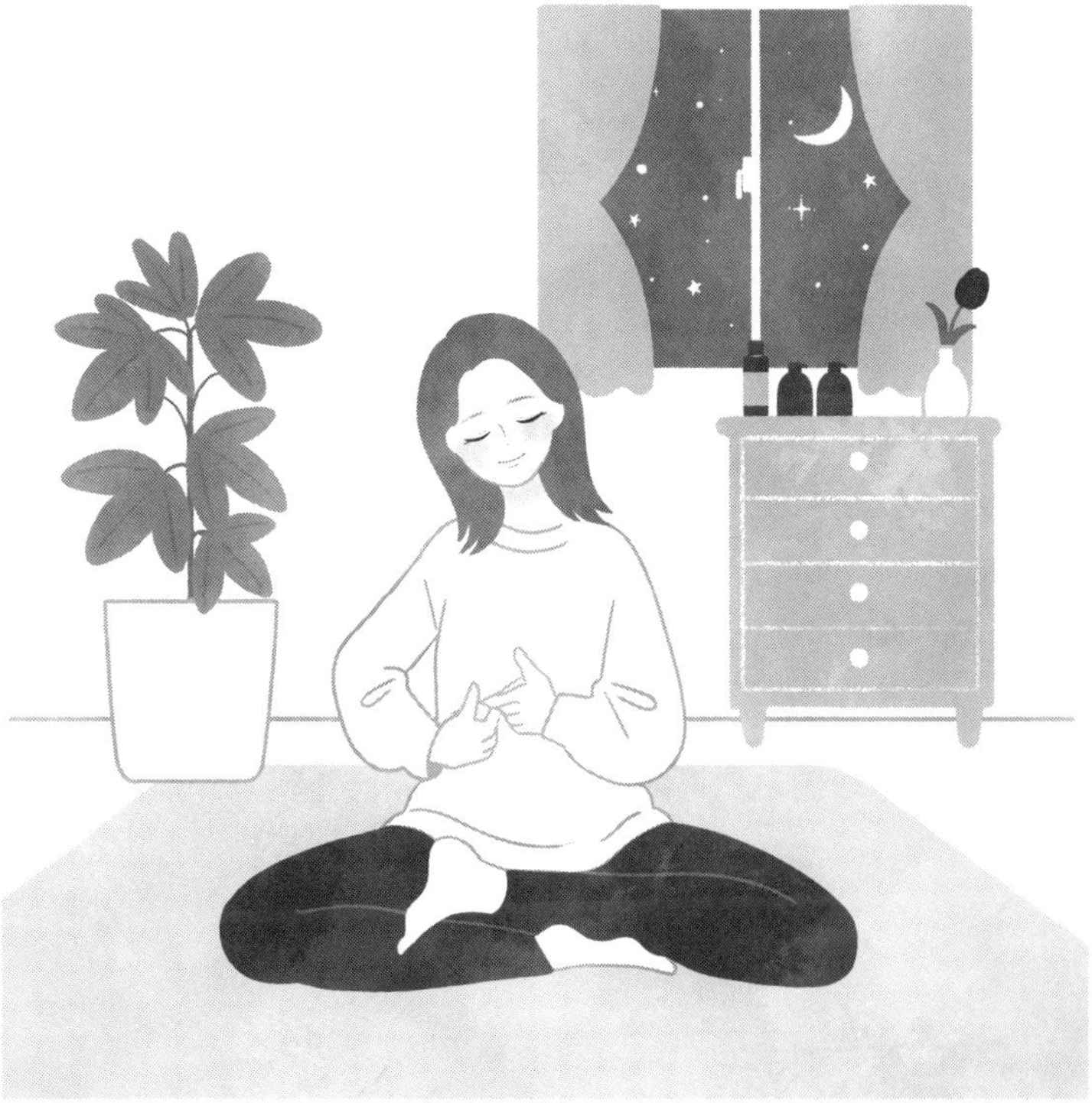

1．もう手が1ミリも入らないくらいパンパンに張っていたら

理想はお風呂に入って、しっかりとお腹をもんで、その後オイルケアをしていただきたいところですが……。

これだけ疲れていたら、お風呂はシャワーだけでもOKです。ただし、その後、服を着る前に、お腹にオイルを塗ってあげてください。そして、お布団に入って寝る前に、右の肋骨の内側の肝のところを「今日の私、よく頑張ったね。偉かったね」と自分をほめてあげながら少しだけほぐしてから眠りについていただきたいのです。

肝に手が入らないのは、よっぽどのストレス度合いなのです。本当に疲れが溜まっていて、目も疲れているし、首肩もガッチガチな状態のときです。そんな自分を、自分の言葉でねぎらってあげましょう。

自分をほめながら、ねぎらってあげましょう

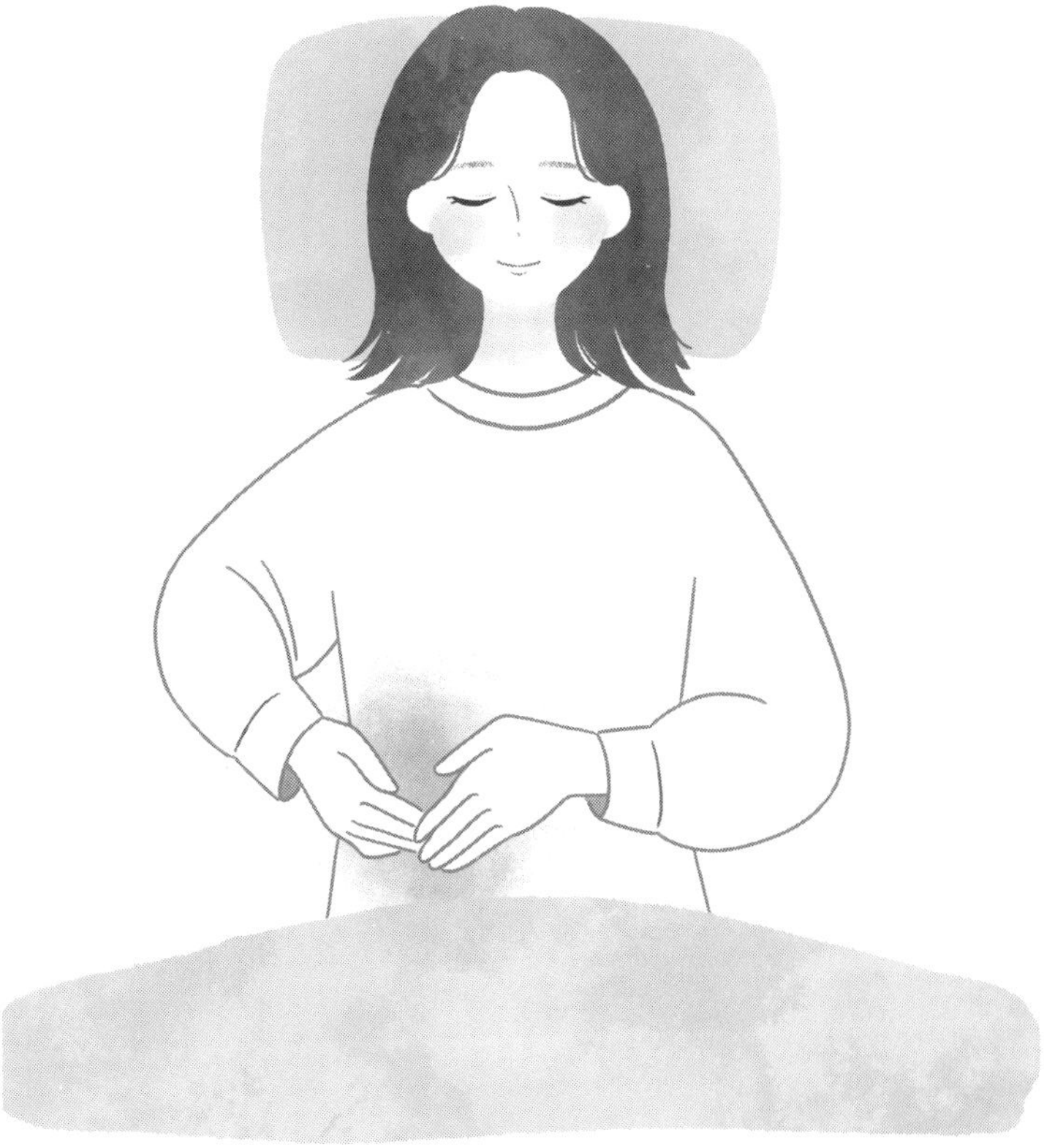

寝る前に、右の肋骨の内側の肝のところを
「今日の私、よく頑張ったね。偉かったね」と、
自分をほめてあげながら、少しだけほぐして眠りにつきましょう。

2. 少しだけ手が差し込める状態のとき

このくらいでしたら、ぜひ頑張ってお風呂に入っていただきたいところです。そして夕食は全部自炊しなくても大丈夫です。でもお味噌汁だけはつくっていただきたいです。そんなときにおすすめな超簡単お味噌汁は、「なめこ（キノコ類）×ワカメ」です。すぐに完成して、買ってきたりした夕食と一緒にいただけるので、お腹も心もほっこりできますよ。

なめこは実は、美容効果が絶大なきのこなのです。なめこにはムチンとβグルカンという水溶性と不溶性の植物繊維が含まれます。2つの食物繊維をバランスよくとることが腸内環境を整え、便秘の解消にはバツグンに効果を発揮します。そんななめこをお味噌汁にして飲むことは美容液を飲んでいるのと同じ感覚。ぜひ忙しくて何もつくりたくない日の晩御飯にひとつプラスしてみてくださいね。

そして、その日はお風呂上がりに、お気に入りのマッサージオイルで自分を包み、少し横になって、肝と大腸のセルフチネイザン（93、94ページ）を行ってあげましょう。翌日の快便は間違いなしです。その上、ぐっすり眠れるから、スッキリと目覚められて、1日頑張るエネルギーが湧いてきます。

3．疲れていたと思ったけれど、結構手が差し込めた状態のとき

こういう疲れが出るときは、脳ばかり使っていたことが原因かもしれません。

神経疲労は「心」にも蓄積します。職場や家でとても忙しい1日を過ごしたときなどは肝ではなく、お隣の心がパンパンになることも。そんなときにおすすめなのは、リラックスした音楽や大好きな映画やテレビを見て、心が安らぐことをいっぱいしてあげることです。ペットを飼っていたら一緒に横になってふわふわした身体を撫でて自分も気持ちよくなってください。

夕飯には、6章の中でも紹介しましたが、少し甘くて自分をゆるませてくれるものを取り入れるといいでしょう。芋栗南瓜の食材を使って、ほんの少し甘みを入れて、1日頑張った自分をゆるませてあげましょう。この食材を使ったスイーツを取り入れるのも吉ですね。

休日の夜におすすめのひまし油セルフケア

そして、頑張った1週間の後、土日（シフト制の方はお休みの日）の夜にやっていただきたいのが、特別なオイル「神のオイル」とも呼ばれるひまし油を使ったセルフケアです。

ひまし油は植物のトウゴマ（別名ヒマ）と呼ばれる植物の種子から採れる１００パーセント天然の植物油です。トウゴマの種には40〜60パーセントの脂分が含まれているため、ひまし油は粘度が高く、潤滑性があります。かなりべとべとしている油、というイメージをお持ちの方もいるかもしれません。

その歴史は古く、その昔、紀元前４０００年の古代エジプトでも使われていました。現在でも、内服薬としては下剤として、外部塗布ではパックや湿布として幅広く使われています。中でもひまし油の抗炎症作用は、鎮痛剤として身体の痛みを取ってくれる神様の薬として使われています。

以前私は、エドガー・ケイシー療法にハマっていた時期があったのですが、その頃、体内毒素の排泄として、ひまし油パックをたまに、実践していました。が、しかし準備が本当に大変で、時間に追われていたので、なかなか日々の実践には及ばず、という感じでした。

でもこんなに良いものなのにもったいない。なんとかして使えないかと考えついたのが、ひまし油チネイザンでした。やり方はこのずぼらな私が考えただけあって、超簡単です。

やり方を次に紹介しますので、時間がない人もぜひやってみてくださいね。

ひまし油チネイザン 1
仰向けの状態で、お腹全体にひまし油を塗布

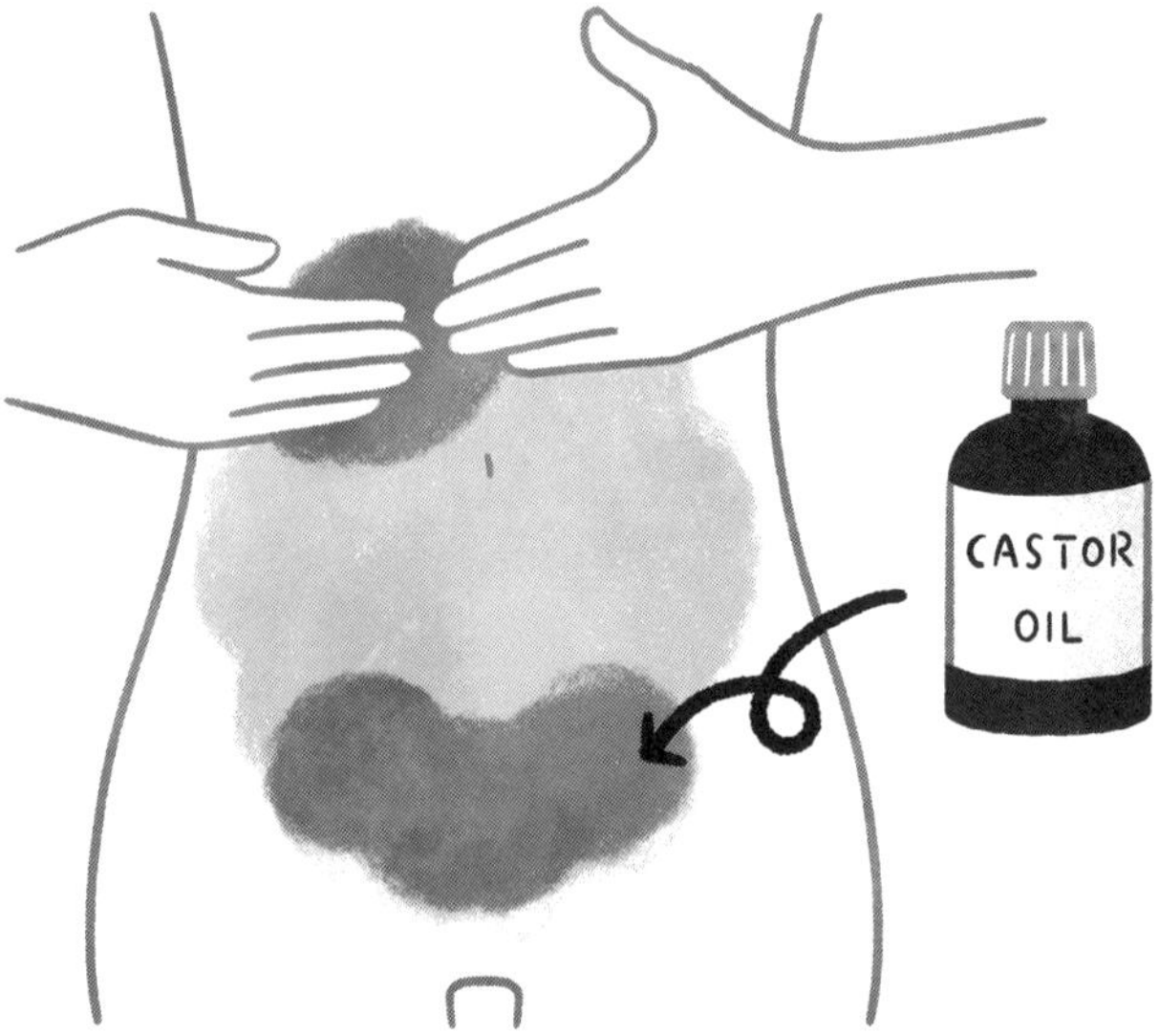

とくに肝臓と子宮卵巣に重点的に塗る。
肋骨の内側（肝と胃と心）にくるくると手を差し込みながら、
オイルを浸透させていきます。

ひまし油チネイザン2
リラックスした状態で、肝のセルフチネイザンを行う

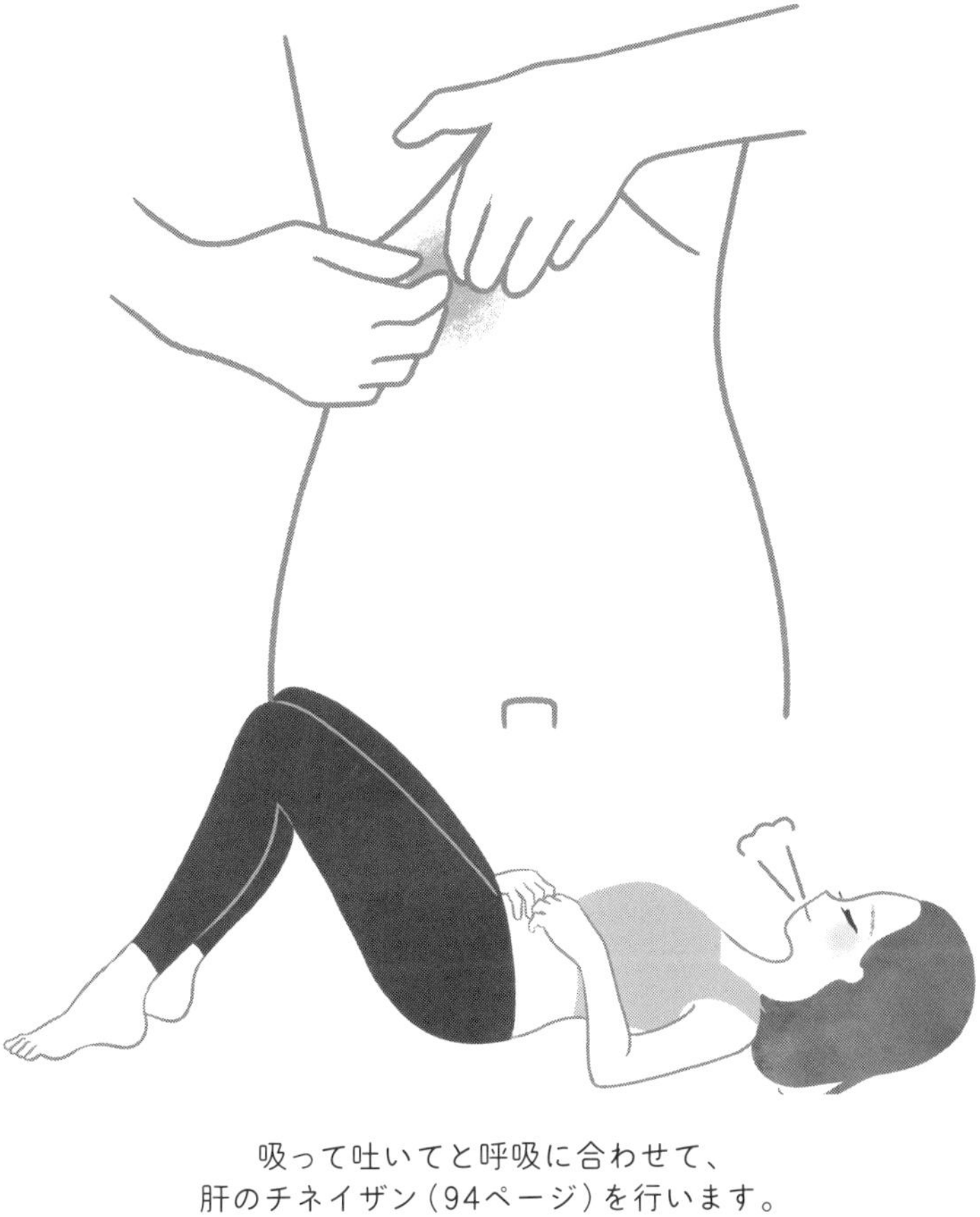

吸って吐いてと呼吸に合わせて、
肝のチネイザン（94ページ）を行います。
2～3回ほど繰り返す。

ひまし油チネイザン3　子宮卵巣を引き上げる

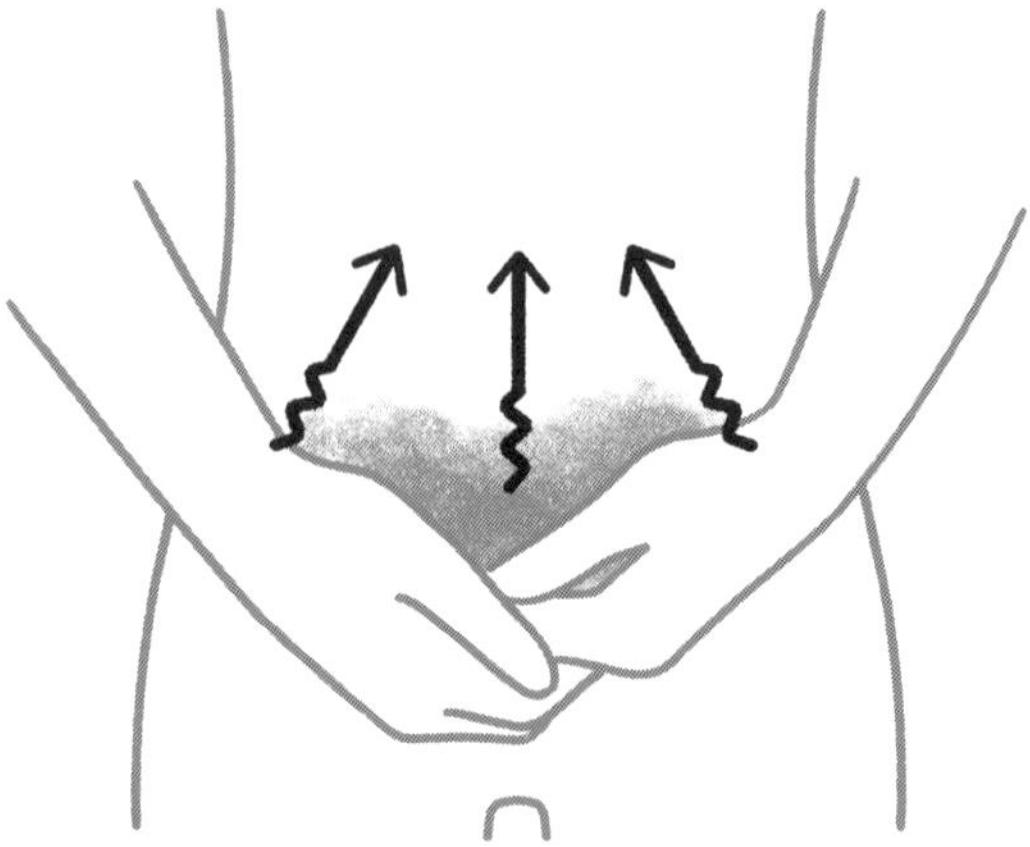

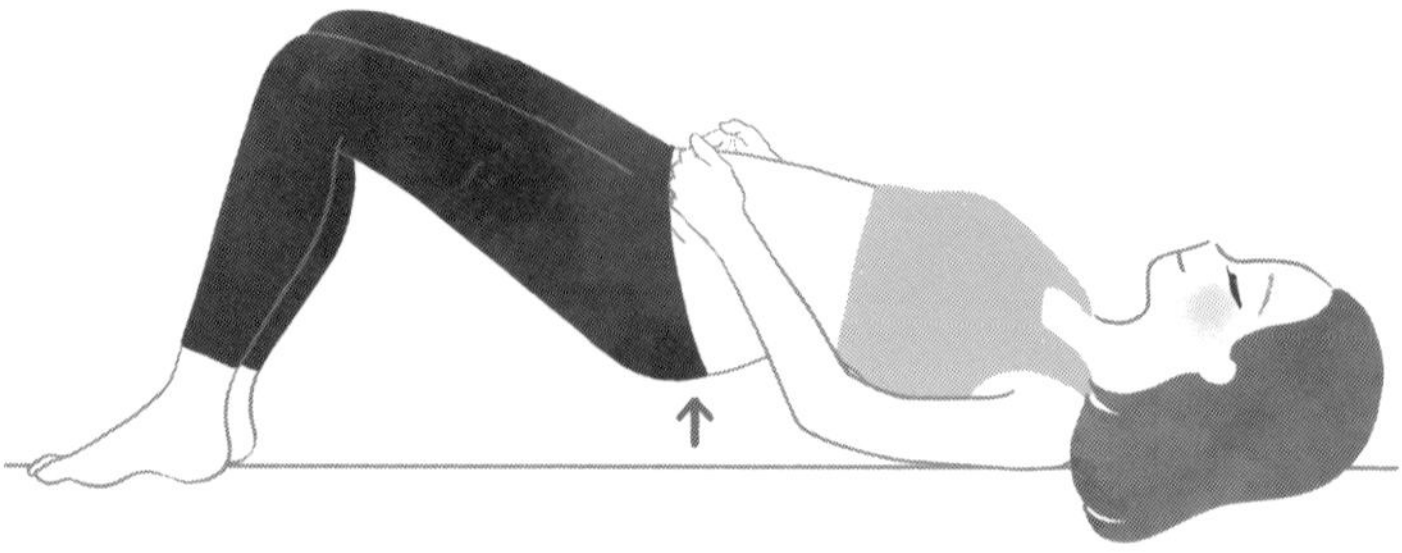

両手をスコップの形にして恥骨に当て、
腰を浮かしながら、おへそに向かって手をゆらし、
子宮卵巣を引き上げます。

ひまし油チネイザン4　お腹を温める

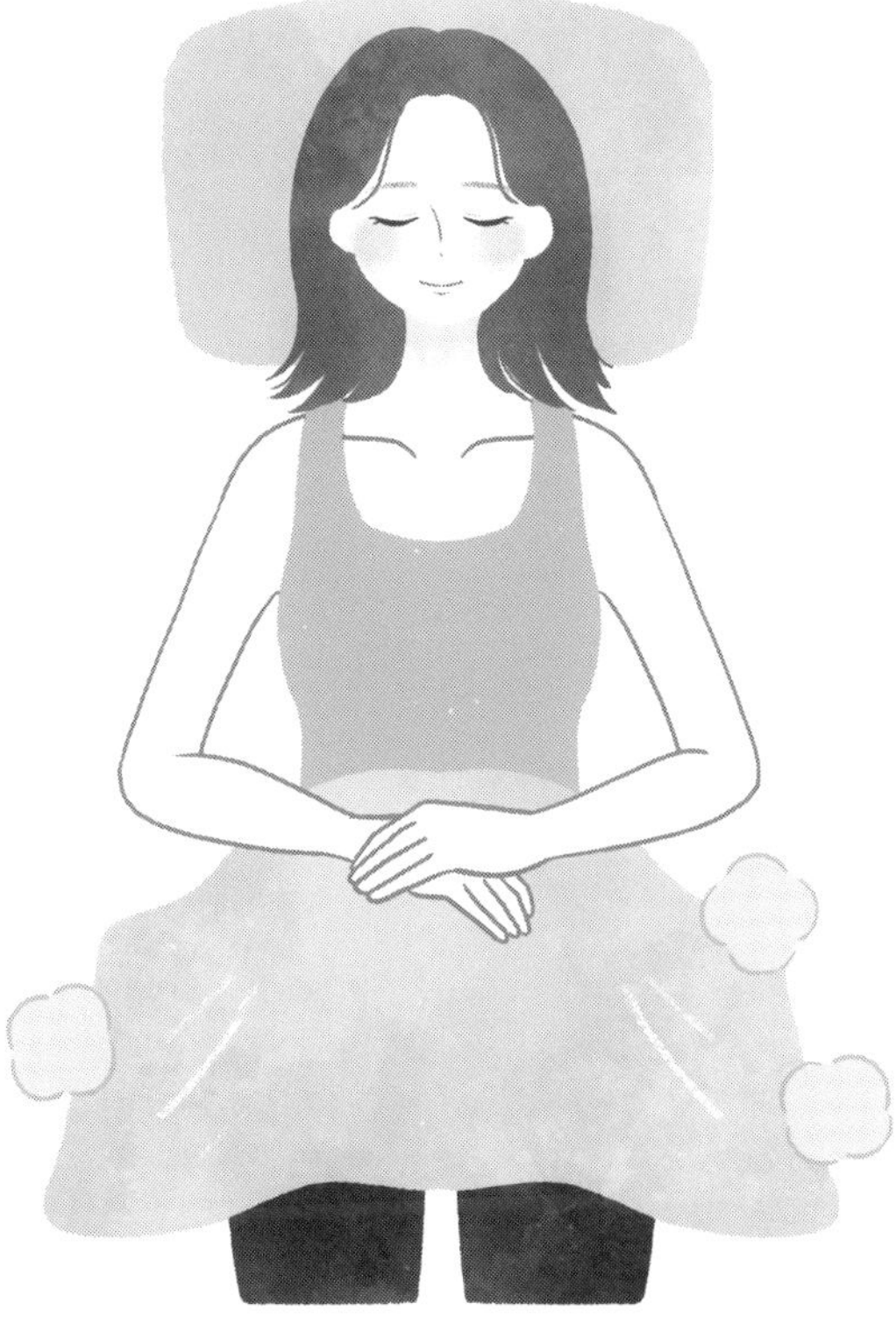

ひまし油チネイザンの最後のステップはお腹を温めることです。
湯たんぽや蒸しタオル、お店で売っている電子レンジで温める
温熱グッズなどを使って、お腹を温めましょう。
そのまま横になって、就寝してもOKです。おやすみなさい。

ぐっすり眠れる、自分をゆるめる呼吸法

そして、1〜3のどの疲れのレベルの方にも共通しておすすめしたいのが、自分をゆるめる呼吸法です。夜ぐっすり眠れるようになりますので、就寝前に行っていただきたいと思います。

頑張った自分へ肋骨ほぐしの呼吸法

❶リラックスした姿勢で座ります（イラスト❶）。
❷肋骨を両脇からつかむ（イラスト❷）。
❸息を吸って、吐きながら両手で肋骨をしぼるように動かす（イラスト❸）。
❹また、❶の姿勢に戻ります。同じ動作を繰り返し2〜3回行う。

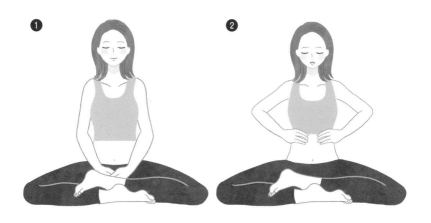

❶

❷

❸

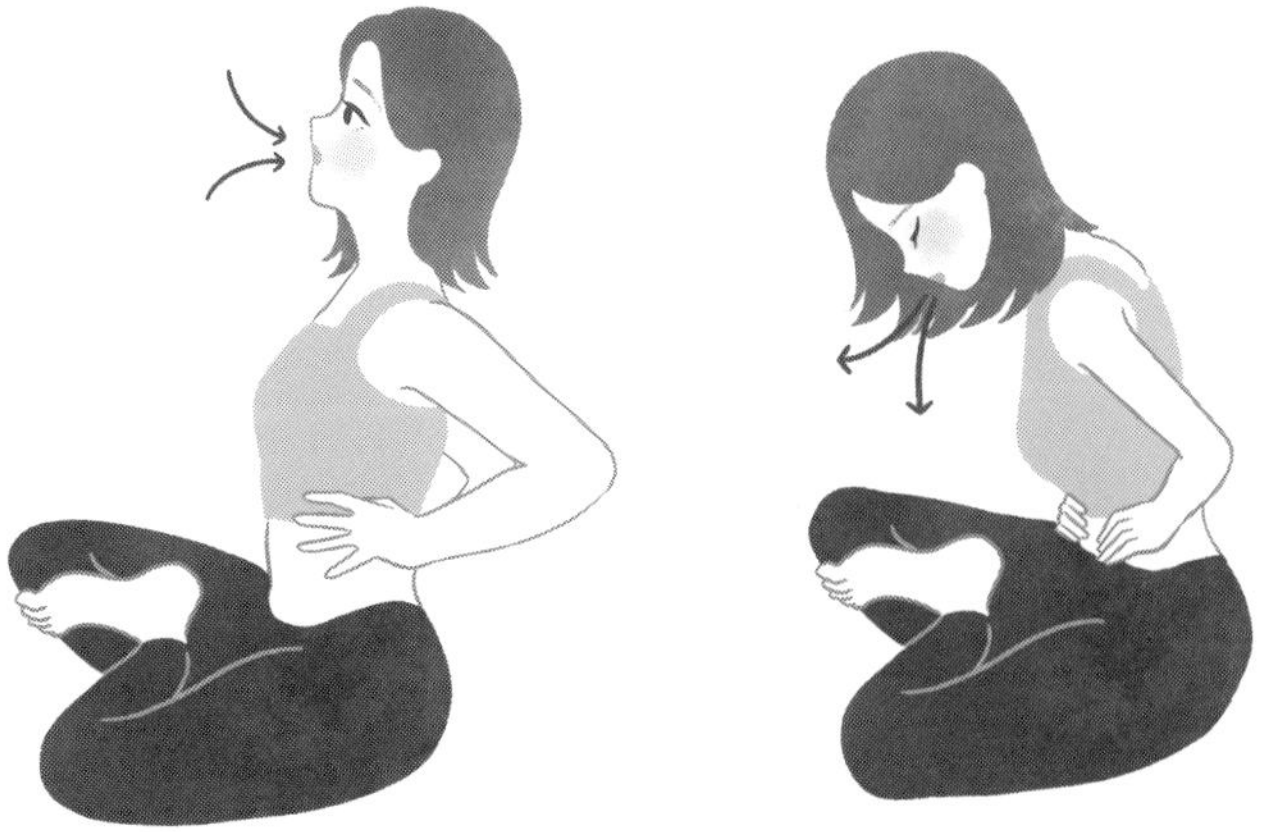

最後は、口角を上にあげて自分にニッコリしてあげましょう。セルフチネイザンの「自分への笑顔」というスマイルです。これをやるととても幸せな気持ちになるといわれています。笑顔をつくると脳も自動的に幸せ感を感知し、幸せホルモンを放出するといわれていますものね。これは寝る前だけではなくて、朝起きたときもおすすめです。

自分への笑顔

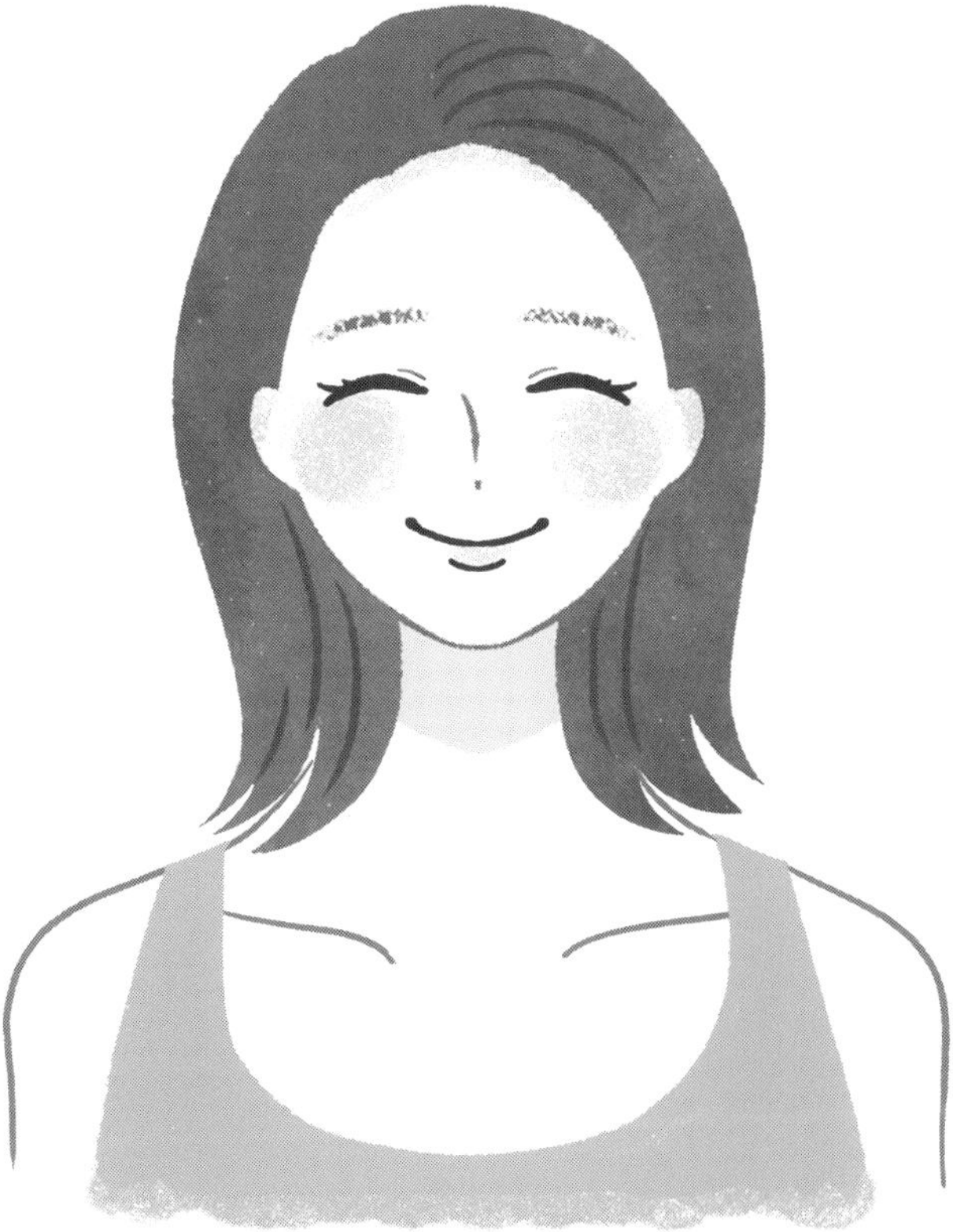

笑顔をつくると、幸せな気持ちになります。
たとえ、つくり笑顔でも、脳から自動的に幸せホルモンが
放出されますので、笑顔をつくらないと損ですよ!

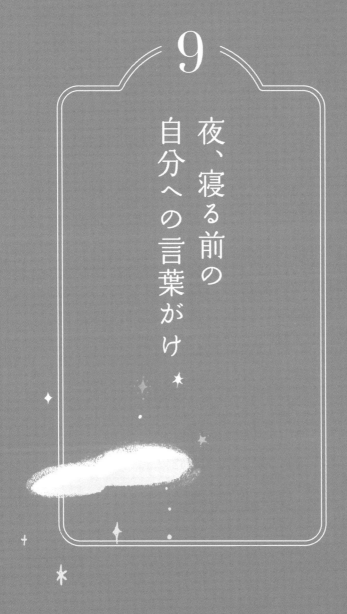

9

夜、寝る前の自分への言葉がけ

お腹に手を当て、自分を安心させて眠りにつく

みなさんは、夜眠る前にどんなことを考えていますか？

その日あったこと、明日の予定のこと等々、さまざまだと思います。私は、昔はよく、寝る前に人間関係の悩みを考えてしまっていました。

こんなことを言ってしまった、あの人にどう思われただろう……。

そんなときに胃のあたりを触ると、不安や心配事、悩みでいっぱいでパンパンで指が入りませんでした。１ヵ所がかたいと、お腹は横の内臓の影響を受けるので、やっぱり他の部位もつられてかたくなってきてしまうんです。こんなことは日常茶飯事でした。だからあるときから、悩みを手放すようにしたんです。

考えてしまうけれど、この時間、自分は護られているから大丈夫。何があっても大丈夫。そう、「大丈夫」は幸せになる魔法の言葉なのです。

心配性の方は夜についつい色々なことを考えて眠れなくなってしまいがちです。そうすると、朝の目覚めも悪いし、中途覚醒もしてしまいます。せっかくの夜の生まれ

変わりの時間に、自分を本当に休めて、朝に再生するイメージを持って眠りにつくことが、美容と人生の幸福にはとっても大切なのです。

よく、潜在意識は夜眠る寸前と、朝起きた瞬間にそのゲートが開きやすいといわれています。その時間に、お腹に手を当てて、自分のお腹の幸腹度合いを感じて眠りについてみてください。

幸せの周波数に包まれて

私がよく念じる言葉は「私は私が大好き」「いつも本当に頑張っている」「私はなんて幸せ者なんだ」というものです。

どうしても日常生活の中で自分を否定してしまうことが出てきてしまうので、夜のこの時間だけは、「自分が自分を好きなんだ」ということを、心にも体にも全部伝えてあげることがとっても大切だと思うのです。

私はこの習慣を始めてから、人間関係の悩みが減り、そしてなぜか、ぐっすり熟睡できて、起きるときの体がとても軽く、まさに太らない体に生まれ変わりました。

夜寝る前は、自分を幸せの周波数に包んで、眠りにつくようにこころがけてみてくださいね。人生の質が大きく変わるのを実感できることでしょう。

エピローグ　朝の過ごし方

「チリリリリン」と私を起こす目覚まし時計の音が聞こえてきます。あと10分でも眠れたら、今日はもう少しゆっくり眠っていたいなあ、そんなことをぼんやり思いながら、眠い目をこすり、布団から起きてくる毎日。

身体の状態は、朝起きた瞬間に決まっています。辛い、しんどい、と思ったらそういう体がセットされますし、軽い、スッキリ！と思ったらそういう体がセットされるのです。

とはいえ、起きたばかりはまだ体もしゃっきりしませんよね。そんなときは、朝できるセルフチネイザンをやってみてください。

とくに朝は体内に血液を循環させて温かくエネルギッシュな体にしたいものです。そんなときはみぞおち（心）のマッサージをやっていきましょう。時間がない方でも簡単に朝の1分で身体がリフレッシュできるそんなマッサージです。

朝にやわらかくてふわふわなお腹をつくり、そこから1日をスタートする。今日はどんな自分を生きようかと、自分の人生設計から考えてみる。

お腹に触れていないと、つねに軸は、体の外に出てしまいます。

家族の行動に合わせたり、友だちや職場の人たちの言動に合わせたり、ニュースやネットの言葉に合わせて行動する。そうなると、1日は外部に合わせるだけで一瞬で終わってしまいます。しかも「自分軸」でないため疲れます。この本を読んでいただいているみなさんはすでに、幸せは外にはない、自分の内側にこそあるものだ、とお気づきの方も多いはずです。

そう、だからこそ、幸せの軸を「自分自身=自分のお腹」に持ってきて、そこから1日をスタートさせ、そこで自分の1日をクローズしてほしいのです。

1日の過ごし方が1週間を決め、1ヵ月を決め、そして1年を決め、そして一生を決めています。

もし、1日の過ごし方がなんとなく違う、その「なんとなく」を感じたら、この本の好きなところに戻って、また自分のお腹に触れるところから始めてみましょう。自分を自分のところに戻すのです。

朝の元気いっぱいなエネルギーが、この本を手に取ってくださったみなさんを、人生で本当に行きたいところに連れて行ってくれ、また夜の穏やかなエネルギーが、みなさんを本当に安心して心が満たされるところで眠りにつかせてくれます。そして、いつもその幸せの周波数がみなさんの1日を幸福（幸腹）で満たしてくれるのです。

一瞬でも、私は不幸だ、認められていない、満たされていない、と思うときがあったら、いつでもそっとお腹に手を当てて、そこからいっぱいのエネルギーを受け取ってください。

みなさんの人生はお腹から始まっているのですから。
今日もみなさんの幸腹をお祈りして。

Yuki

著者略歴――――
Ｙｕｋｉ　ゆき
チネイザンセラピスト。「たまよろ庵」主宰。早稲田大学政治経済学部卒業後、外資系コンサルティング、中米大使館、大手IT通信企業などに勤めながら世界を巡り、ヨガ、マクロビオティック、タイ古式マッサージ、カウンセリング心理学などを学び、チネイザンに辿り着く。著書に『氣内臓 お腹をもむと人生がまわりだす』(草思社)、『氣内臓デトックスマッサージ』(KADOKAWA)など。

夜、お腹をもむと
いいことが起こりだす
心と体を浄化する氣内臓《チネイザン》マッサージ

2023年5月4日　第1刷発行

著者　Yuki
デザイン　永井亜矢子(陽々舎)
イラスト　宮下　和
発行者　碇　高明
発行所　株式会社 草思社
〒160-0022　東京都新宿区新宿1-10-1
電話　営業 03(4580)7676　編集 03(4580)7680

本文組版　横川浩之
印刷所　中央精版印刷株式会社
製本所　中央精版印刷株式会社

ISBN978-4-7942-2654-9 Printed in Japan　検印省略